JN043568

看護教育のための
オンライン活用エッセンス

授業・研修に使える仕掛け

Web動画付

編著

政岡祐輝
国立循環器病研究センター医療情報部

北別府孝輔
岡山大学保健学域基礎看護学／倉敷中央病院

山田修平
東京医療保健大学和歌山看護学部

著

池辺 諒
株式会社 Medi-LX

医学書院

看護教育のためのオンライン活用エッセンス【Web動画付】

―授業・研修に使える仕掛け

発　行　2023年5月1日　第1版第1刷©

編　著　政岡祐輝・北別府孝輔・山田修平

発行者　株式会社　医学書院

　　　　代表取締役　金原　俊

　　　　〒113-8719　東京都文京区本郷 1-28-23

　　　　電話　03-3817-5600(社内案内)

印刷・製本　アイワード

はじめに
オンラインでも変わらない教育の軸
——必要な４つのコア

　本書を手にとっているみなさんは，すでにオンライン教育を導入している方，もしくは興味はあってこれから挑戦してみようと思っている方，あるいは環境や周りからの指示で余儀なくオンライン教育をやらざるを得ない方……などさまざまでしょう。そんなみなさんの周りではおそらく，"対面vsオンライン"論争が繰り広げられているのではないでしょうか。「対面のほうが双方のコミュニケーションが密にとれる！」「いやいや，オンラインのほうが手軽で便利！」と，どちらの熱い声も聞こえてきます。

　本書には看護教育に効果的なオンライン教育のエッセンスが散りばめられていますが，決してオンラインには一切欠点がないと謳っているわけではありません。大切なのは，"対面vsオンライン"という二極化した構図から脱却し，対面でもオンラインでも変わらない教育のコア（中核）を教育者が認識したうえで，限られた環境のなかで最大限の学習効果を発揮することです。

▶ ４つの教育のコア

　本書は，「知識を届ける」「思考・コミュニケーションを鍛える」「実践につなげる」「学びの効果（成果）を測る」という４つの教育のコアに焦点をあてて構成されています。対面でもオンラインでも，この４つは教育に欠かせない軸となります。

● 知識を届ける

　教育の大きな目的の１つに，知識の伝達が挙げられます。教育（Education）にはさまざまな定義がありますが，"the knowledge, skill, and understanding that you get from attending a school, college, or university（学校，大学機関に通うことで得られる知識，スキル，および理解）"[1]とあるように，学習者に知識を獲得してもらうことは教育の大切な要素の１つです。

　第１章では，知識を効果的に学習者に届けるため押さえておくべきことと，オンライン活用のコツをご紹介します。一概にオンライン活用といっても，オンデマンドやリアルタイム，その両方をかけ合わせたハイブリッド型と多岐にわたるので，それぞれの特徴を理解し，最も適した方式の選択が必要です（p.9）。また，"対面vsオンライン"で対面擁護派から聞かれる声に「オンラインは集中できない」というのがありますが，その真実についても説いていきます。さらに，対面でもオンラインでも鍵となる講義スライド（p.39）や配付資料（p.44），理解度テスト（p.49），課

題（p.56）についても解説します。

本書では，オンラインで活用するためのコツを紹介していきますが，対面・オフライン式の授業や研修においても重要なことがたくさんありますのでご活用ください。

● 思考・コミュニケーションを鍛える

知識伝達以外に教育の重要な意義は，学習者の思考力やコミュニケーション力を鍛えることです。

第2章では，みなさんが授業でよく取り入れられているグループワークを円滑に実施するためのさまざまな方略について述べています。初めにグループワークを行う意義や目的について見つめ直し（p.64），グループワークの活性化に欠かせない「心理的安全性」（p.67）と集団効力感について説明します。そして，学習者が主体的にかつ楽しく取り組めるようなラーニング・アクティビティを事例とともに紹介します（p.98）。

一方，オンラインの環境は社会的相互作用に欠け，学習者に孤独感が生まれやすいという研究結果があります[2]。そうした弱点を乗り越えるためには，「見える化」を意識すること（p.91）や，授業時間以外の学びにも注力していくこと（p.115）を念頭に置いて，学びの環境を整える必要があります。一見すると閉鎖的な空間になりやすいオンラインの環境も，読者のみなさんの工夫次第でプラスに働きかけることができます。

● 実践につなげる

「知識を届ける」の冒頭で紹介した定義のなかには，知識の他に「スキル」もあげられています。看護教育にとって実践的スキルを養うことは中核であるといえます。おそらく，"対面vsオンライン"の対比の構造が最もできやすく，みなさんの懸念点となるのが，オンラインでどのように実践力を伸ばすかだと思います。しかし，現代のICTは凄まじいスピードで発展し，さまざまなことができるようになっていますので，活用しないのはもったいないです。第3章では，シミュレーション演習（p.126）やロールプレイ演習（p.135）の授業設計を解説しています。

● 学びの効果（成果）を測る

教員が「教えたつもり」，学生が「学んだつもり」に陥らず，授業を改善していくためには，学習の成果をきちんと測定することが重要です。第4章で紹介する学習成果の測定（p.146）やフィードバック（p.150）については，オンラインに限らずどのような形式の授業にも活用できます。評価をして，改善点を抽出し，よりよい学びへと次に活かしていく方法をご紹介します。

▶ オンライン教育はもはや "トレンド" ではない

　オンラインは一時のブームではなく，私たちの日常に溶け込み，より身近なものとして浸透しています。そこで本書では，オンラインがより身近で有益なものとなるよう，さまざまなコツも紹介します。また，パソコン操作は苦手という方に，巻末付録（p.159）を設けました。

　教育も看護と同じように，絶対解はありません。看護で「患者目標を設定し，看護計画を立案し，患者目標達成に向けて最善のケアを実施・評価する」といったように，教育においても「学習目標を設定し，学習目標の到達に向けて最適な学習支援計画を立て，実施・評価する」というシステム的アプローチが欠かせません。本書には，授業設計や研修設計のエッセンスが詰まっています。さらにエッセンスをイメージしてもらいやすいように，事例も併せて紹介しているので，教育実践の再設計の参考にしてください。

● 引用・参考文献

1. "education". The dictionary by Merriam-Webster, https://www.merriam-webster.com/dictionary/education（2023/4/1 accessed）
2. McInnemey JM, Roberts TS：Online Learning：Social Interaction and the Creation of a Sense of Community. J Educ Techno Soc **7**(3)：73-81, 2004.

2023 年 2 月 1 日

執筆者一同

目次

序章　オンラインの活用に向けて　　　　1

3章 実践につなげる　　121

イラスト：シャム子

付録Web動画のご案内

本書の動画の見かた

本書に を表示した部分の動画は，PC，iPad，スマートフォン(iOS，Android)でご覧いただけます(フィーチャーフォンには対応していません)。下記 QR コードまたは URL の Web サイトにアクセスし，ログイン ID とパスワード(本書見返しのシールに記載されています)を入力してください。

＊動画の閲覧は Web 配信サービスとなります。

[QR]

[URL]

https://www.igaku-shoin.co.jp/prd/05047/

本 Web サイトの利用ライセンスは，本書 1 冊につき 1 つ，個人所有者 1 名に対して与えられるものです。第三者へのログイン ID とパスワードの提供・開示は固く禁じます。また図書館・図書施設など複数人の利用を前提とする場合には，本 Web サイトを利用することはできません。不正利用が確認された場合は，閲覧できなくなる可能性があります。

[ご注意]

・Web 動画を再生する際の通信料は読者の方のご負担となります。
・配信される Web 動画は予告なしに変更・修正が行われることがあります。
　また予告なしに配信を停止することもありますのでご了承ください。
・Web 動画は書籍の付録のため，ユーザーサポートの対象外とさせていただきます。
・動画には音声もありますので，再生する際には周囲の環境にご注意ください。

序章

オンラインの活用に
向けて

オンライン教育の
伸びしろを知ろう
──もっとよくなる！ あなたの実践

ポイント

▶ オンラインの活用により，受講場所だけではなく，受講タイミングの自由度も増す

▶ インフォーマルな時間の活用も検討する

▶ 収集（入力）・整理・共有・配信・分析が容易になるというデジタルの強みを活かす

　現在どの分野においてもICTの活用が急速に進んでおり，看護教育においてもeラーニングに加え，多くのオンラインツールの利活用が進んでいます。オンラインを活用することで，個別最適な学習の提供や支援環境の構築，教務の効率化が図れることは明らかです。加えて，2019年に発生したCOVID-19のパンデミックを契機に，何かしらのカタチでオンライン教育を導入した教育機関が多いかと思います。

　オンラインのメリットは後述しますが，導入したオンラインをさらに活かすために，オンライン教育の「伸びしろ」となるポイントを3つ示します。

▶ 情報を届ける「場所」だけではなく，「タイミング」を検討する

　オンラインに限らず，授業設計で問題となるのは，学習者のレディネスや学習到達度のばらつきではないでしょうか。同一の知識やスキルを習得するにも，それにかかる時間は違いますし，好む学習スタイルも学習者によって異なります。学習者のレディネスを整える手立てもありますが（p.56），学習目標や内容の難易度を上げ下げするのではなく，学習者個々に合わせた教育を提供し，学習を支援できるようにする方法を考えるべきでしょう。

　知識伝達型の講義はオンラインで行うことで，同時刻に遠隔地からの参加が可能です。この「**どこからでも教育を受けられる**」が，オンラインのメリットの1つです。ほかに，オンラインでの講義は，「**いつでも受けられる**」「**何度でも受けられる**」**といったオンデマンド型**にできることも大きなメリットです。また，学習者のレディネスを整え，学習者全員を学習目標に到達させるための個別的な教育を提供するには，マンパワーが必要となります。これまでの学校教育現場では個別最適な教育の実現が難しかったと思いますが，eラーニングをはじめとしたオンデマンド型の学習を用いることで，その実現可能性は高くなります。従来教室で行っていた講義を，自宅等の遠隔地からも受講できるという「場所」の問題にだけ目を向けるの

ではなく,「いつでも」「何度でも」という受講のタイミングに関するメリットを活かすことが伸びしろの1つです。

　場所とタイミングでの実施方法を表1に示します。さらに,オンライン,オフラインを掛け合わせたハイブリッド型を検討することで,学びの可能性がさらに広がります。オフライン,オンライン,ハイブリッド型の例は図1に示します。

表1　場所, タイミング別授業形態

タイミング 場所	同期型（リアルタイム）	非同期型（オンデマンド）
対面（オフライン）	教室	課外自習
オンライン	Zoom等	eラーニング （講義動画・資料配付・テスト）

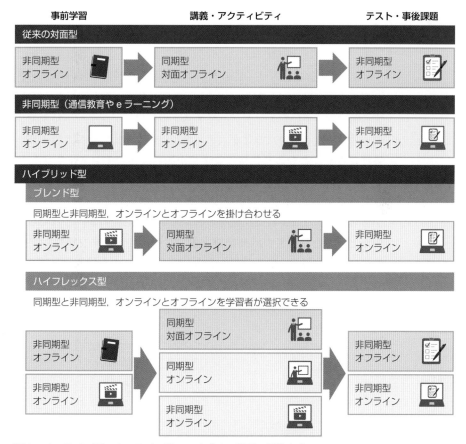

図1　オフライン型, オンライン型, ハイブリッド型の授業方式

▶ 授業間・後の余韻

　対面とオンラインでの学習の場の違いとして，**知覚できる情報量（メディアリッチネス）**の差があります。オンラインの場合は，画面に見えている部分の情報しか得られず，態度や反応が捉えにくく，話すタイミング等がつかみにくいといった欠点があります。**ラーニング・アクティビティ**（p.98）は，学習者が戸惑うことのないように丁寧に実施することで，学習者間の合目的的な交流を図ることができます。

　さらなる伸びしろとなるのが，対面・集合教育では自然発生的に行われていた授業と授業の間の休憩時間といった**インフォーマルな時間**に交わされていたコミュニケーションです。このようなインフォーマルな時間での学習者のやり取りのなかにも，多くの気づきや学びが存在しています。オンライン教育では，そのような機会が失われてしまうことで，知らず知らずに学習の機会が減ってしまっていることになりますので，この学習機会の確保に対する方略があると良いです（p.115）。

▶ デジタルを活かす

　オンライン上で活用されるツールは，当然のことですがデジタル化されています。3つ目の伸びしろは，このデジタルの強みを活かすということです。

　デジタルの強みは，収集（入力）・整理・共有・配信・分析が容易となることです。紙で行っていたアンケートやテストの配付，アンケート結果やテスト結果集計の手計算に要していたことが，デジタルツールを用いることにより，数クリックで処理できることもあり教務の効率化が図れます。インターネット上にアップしたデータを教員同士や学生間で同時に編集することもできます。本書ではそこまで触れていませんが，eラーニングシステム等を導入していたり，ITに詳しい人の協力を得られるようであれば，何をどれくらい視聴したのか，どれくらい時間を要したのかといった学習者の活動記録を取ることもできます。それらデータをクラウドサービスを利用して学習分析することで，さまざまな授業改善につなげることもでききます。

授業の位置づけと構造を捉えておく

ポイント

▶ 授業はゴールから遡って考える
▶ 授業で扱う看護のフローチャートを描いてみる

▶ 逆向き設計で考える

　ITは日々進歩しており，使えるアプリや機能もどんどんと増えていくため，オンラインツールに振り回されないようにしないといけません。さらに，「**過剰品質**」にも気をつける必要があります。過剰品質とは，製品やサービスの品質水準が要求される水準と比べて高いこと，使い切れない機能等があることを指します。目新しい技術を取り入れ，それが新しい経験であったりすると，多くの場合，利用者の満足度は高くなります。しかしながら，これが学習効果や効率の向上につながっているかは，評価をしてみなければわかりません。オンラインを活用するにあたっても，まず下記2点をおさえておくことが前提といえます。

①授業終了後にどのようなパフォーマンスが発揮できるようになるのかを明確に定めている（何ができれば「達成」といえるのかが検討されている）。
②求めるパフォーマンスの発揮に必要となる知識・スキルが洗い出され，知識・スキル間の関係性が整理されている（構造化）。

　これら2点に関して，「こんなの当然じゃないか」と思う方は多いと思います。しかし，

①あなたの授業は，どのような条件下（状況下）で，どのような行為が，どの程度（客観的な評価をもって）実行できれば合格なのかを述べてください。
②上記行為に必要な知識やスキルには，どのようなものがあり，それらはどのように関係しているかを述べてください。

と言われると，自信がなくなってくる方もいるのではないでしょうか。
　図2は，病院や施設で求められるパフォーマンスから，看護基礎教育課程での学習のつながりを模式的に表したものです。みなさんが担当する授業は，臨床現場で求められるパフォーマンスゴールから卒業時に求めるパフォーマンスゴール ➡ 科目の学習目標 ➡ 授業の1コマの学習目標へと落とし込まれているはずです。授

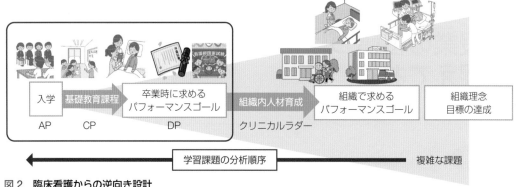

図2　臨床看護からの逆向き設計

業科目の設計・講義（コマ）設計を行うにあたっては，まず**担当授業・講義が，看護師を育てるという教育課程・人材育成全体のなかのどこに位置づくのか，どの部分を支えているのかを改めて確認**します。そして，**学習目標の明確化や客観的な評価方法の検討から始め，そのあとに使えるリソースや環境等，所与の条件の中で最善の学習方法として，オフライン・オンライン・ハイブリッドを検討**することになります。これは「**逆向き設計**」[1] に示される考え方です。

▶ 学習目標や学習内容の構造化は図に描いて考える

表2は，教育効果測定のデファクトスタンダード注ともいえる**カークパトリックの4段階評価モデル**です[2]。看護基礎教育において，レベル3・4の評価まで行うのは難しいところですが，レベル3・4につながる知識・スキル・態度等を獲得してもらうことが必要なのは言うまでもありません。それを確認するのが，レベル2：学習の到達度評価です。そしてそれがレベル3・4につながる学びであるかをとらえるのは，上述したマクロな視点での学習課題分析となります。

現場で求められるパフォーマンス（レベル4・3）から逆向きに授業レベルに落とし込み，レベル2：学習の到達度（＝学習目標）を設定するにあたって，特に「○○の看護」といったことがテーマとなっている授業においては，曖昧な目標・評価となってしまいがちです。「患者によって違う」「看護には答えがない」から「目標設定や評価が難しい」などという声もよく聞かれます。確かに，答えは1つとは限りませんが，そこには「患者ごとの違いを認識し，患者目標に向かい，その時点で最善だと思われるケアを判断・提供し，結果を評価し，さらにケアを調整していく」という思考があるはずです。それを明確にしていかなければ，教育評価はできず，教育の質を保証していくこともできません。とはいえ，学習目標の明確化や評価方法の検討，学習内容の構造化は，意外に難しい作業でもあり，頭だけで考えていると，漏れが生じたり，知識・スキルの要素の関係性がわからなくなったりします。**授業全体の学習目標や講義ごとの学習目標，内容の関係性を整理する方法とし**

注：「事実上の標準」を指す用語

表2　カークパトリック4段階評価モデル

レベル	評価内容	評価方法
レベル1 Reaction（反応）	研修に対する満足度 エンゲージメント 業務との関連性	アンケート調査等
レベル2 Learning（学習）	学習到達度 自信 コミットメント	筆記試験やレポート等 チェックリスト
レベル3 Behavior（行動）	行動変容	学習者自身へのインタビュー チェックリストによる他者評価
レベル4 Results（業績）	学習者や職場の業績向上の度合い	業績評価

文献2）Kirkpatrick JD, Kirkpatrick WK：Kirkpatrick's Four Levels of Training Evaluation. Amer Society for Training, 2016. table2-1 をもとに作成

て，お勧めなのがフローチャートを描いてみることです。これは，看護学生に病態関連図・全体関連図を描いてもらうのと同じようなことです。まず架空の患者をつくり，その患者にこの看護ができたら合格というゴールを書き出します。そのゴールに至るまでにはどのような判断が必要なのか，その判断には，どのような知識や技術が必要なのか，といったことも書き出していきます。フローチャートを描くことで，適切な対処行動に至るまでにどのような判断（知的技能）があるかがわかりますし，これが学習目標やチェックリストにもなります。また，判断（知的技能）に必要な言語情報，看護行為に必要となる運動技能も洗い出すことができます。

！ ワンポイント講座

学習目標達成に必要な要素の洗い出し方のイメージ

　学習目標を達成するために，必要な要素とその関係性を明らかにする方法は「課題分析」とよばれます[3]。学習課題によって分析方法は図3〜5のようになります。

呼吸苦を呈する患者への対応に必要となる知識が書ける

呼吸苦を呈する 疾患・病態が書ける	呼吸状態の評価項目 が述べられる	努力呼吸時の 徴候が書ける	異常呼吸パターンが 書ける	異常呼吸音が 書ける
呼吸性 　上気道狭窄・閉塞 　気道狭窄 　呼吸器感染症 　肺うっ血 　無気肺 　緊張性気胸／気胸 　肺血栓塞栓症 循環器性… 脳性… 代謝性… 心因性… その他…	自覚症状 修正 Borg スケール 呼吸数 努力呼吸 異常呼吸パターン 異常呼吸音 SpO_2 胸部 X 線写真 呼吸機能検査結果 喫煙歴 薬物療法の有無と 　内容	鼻翼呼吸 肩呼吸 陥没呼吸 シーソー呼吸 tracheal tug 頸部周囲の筋肉の緊張 発汗	奇異性呼吸 下顎呼吸 チェーン・ストーク 　ス呼吸 群発呼吸 中枢神経性過呼吸 失調性呼吸（ビオー 　呼吸）	呼吸音の亢進・減弱・ 　消失 肺内性副雑音 　粗い断続性副雑音 　細かい断続性副雑音 　低調性連続性副雑音 　高調性連続性副雑音 　ストライダー 　スクウォーク 　胸膜摩擦音

図3　言語情報：クラスター分析（例：呼吸苦を呈する患者に必要な言語情報）

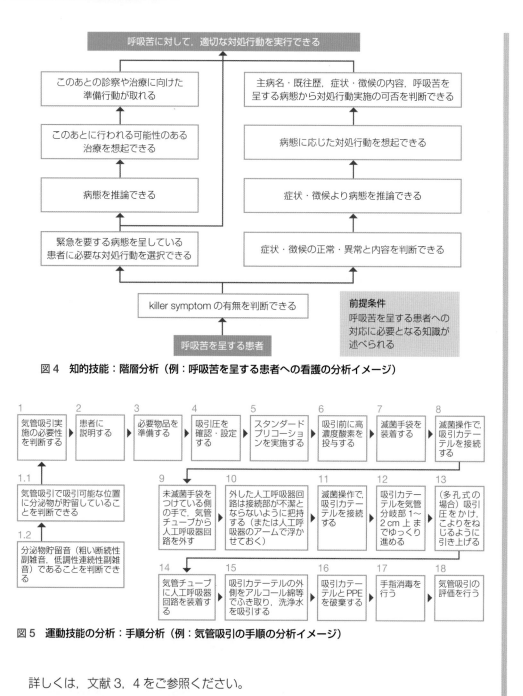

図4　知的技能：階層分析（例：呼吸苦を呈する患者への看護の分析イメージ）

図5　運動技能の分析：手順分析（例：気管吸引の手順の分析イメージ）

　詳しくは，文献3，4をご参照ください。

「届け方」を選ぶ
──オフライン，オンライン，ハイブリッドのメリット/デメリット

ポイント

▶ オンライン，オフライン，ハイブリッド，それぞれにメリット/デメリットが存在する

オンラインの活用には，当然メリットもデメリットも存在します。本項では，「対面オフライン型」「オンライン型」「ハイブリッド型（ブレンド型・ハイフレックス型）」それぞれのメリット・デメリットを紹介します（p.3 図1参照）。

対面オフライン型

● メリット

オフラインのメリットには，**非言語的・言語的コミュニケーションが取りやすい**，という点があります。同じ空間を共有することで，学生の反応がよくわかります。授業内で学生に伝わっていない点，学生の反応が良くない場合などに，臨機応変に補足説明を行うことや，状況に合わせて学生にタイムリーな質問もできます。学生にとっても同様に，わからない点や疑問に思う点があれば，休憩時間などを利用し教員に気軽に質問しやすいでしょう。

コミュニケーションの交わしやすさは，学生同士においても同様で，学生同士の気軽な交流，情報交換のしやすさにつながります。学校教育では，クラスメイトが学習に与える影響に関する研究が数多くあり，クラスメイトは，他の学習者に対して，社会的比較，精神的支援，知識の再構築に影響を与える存在でもあるといわれています。また，友人関係であれば，支え合いや助け合いの度合いが高くなり，友人関係が良好であれば，学習の機会が増し，学力を高めていくことにつながるともいわれています[5]。

● デメリット

学校の場合，まずは**教室等決まった場所に行かないと授業が受けられない**，という点にあります。COVID-19 感染拡大で多くの教育機関がこの問題に直面しましたが，感染問題だけでなく，交通機関の影響やその他の社会事情により通学ができない状況になってしまうこともあり得ます。そのような有事が発生すると，学習が滞ることに直結してしまうわけです。特に社会人学生の場合など，家庭の事情で通学できない日が増えてしまうと，出席日数が不足し単位が認定されない，ということも起こり得ます。

▶ オンライン型

● メリット

　オンラインのメリットは，本章のはじめに紹介したように「いつでも，あるいはどこでも学習できる」という場所とタイミングです。講義を録画しておけば，従来の対面オフライン型の授業ではなし得なかった，**同一の講義を何度も繰り返し受講するということができる**ようになります。対面での講義は，クラスによって少し内容が違ってしまうといったことが起こりがちですが，録画映像を用いることで**均一な講義を届ける**ことができます。

　感染症などの社会情勢の影響を受けることなく，継続して学習を行うことが可能ですし，対面オフライン型では，学校までの移動時間が必要となってしまいますが，オンライン型ではそれを削減でき，その時間を予習復習に費やしてもらうことも可能になります。

● デメリット

　大きなデメリットは，**インターネットの通信環境や利用する端末・機器に大きく依存してしまう**，という点です。学生それぞれ，利用しているインターネット環境や端末は異なります。速度が遅い回線や電波が弱い場所では，通信の中断や遅延といった現象が起きてしまいますし，使用する端末の種類や性能の影響を受けやすいという特徴もあります。また，途中で通信が中断してしまった場合，学習進度に差が出てしまう可能性もあります。さらに，デジタルデバイス操作の慣れ・不慣れにも差異があることは当然です。学生がデジタルデバイスに不慣れで苦手意識をもっていると，授業への参加意欲や習熟度にも影響が出る可能性があります。

　学生と同様に，教員側も通信環境の整備やデジタルデバイスへの適応といったところで，懸念される点が出てきます。通信環境は学内で運用されている通信回線や通信機器に依存するので，多数の端末が同一場所からインターネット環境に接続することで通信速度が遅くなることが起こり得ます。そのため，学内の通信環境の整備が必須となり，教員側もWebブラウザやアプリケーションの操作を習得しておくことが求められます。

　また，オンラインでは従来，会場で行っていたような試験の実施が難しい，という点もデメリットといえます。自宅等，試験を受ける環境によっては，学生同士でリアルタイムに情報共有したり，Webブラウザで情報検索を行うなど，いわゆるカンニングと呼ばれる不正行為が起こり得ます。調べながらの回答を許可し，学習者の意見を述べるような試験につくり替えることが理想的ですが，試験問題の作成や回答の評価に労力が発生します。不正が起きないよう，あらかじめ学内でオンライン試験時のモニタリング方法を厳密に決定し，学生にも禁止事項・不正発覚時の処分を明確に伝えておく必要が出てきます。このような場合のモニタリング方法の一例として，Webカメラを別途用意し，学生の手元とPC画面を映させながら，試験を実施するという方法等があります（図6）。

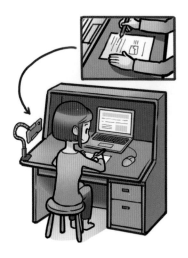

図6 オンライン試験のモニタリング方法の一例

ハイブリッド型（ブレンド型，ハイフレックス型）

　ハイブリッド型には，ブレンド型とハイフレックス型があります。その特徴を表3に示します（p.3 図1参照）。

● メリット

　最大のメリットは，同期型（オフライン，オンライン），非同期型（オンライン）を組み合わせることで，**学習方法の自由度が上がり，学習効果や効率の向上につなげやすい**という点です。学習成果の種類によって効果的な学習方法は異なり，同期

表3　ハイブリッド型のブレンド/ハイフレックス型の特徴

	ブレンド型	ハイフレックス型
概要	授業の目的に合わせ，対面とオンデマンドを組み合わせて実施	状況に応じて対面またはリアルタイム，またはオンデマンドの3つのパターンを組み合わせて実施
メリット	1) 各回の授業の目的に合わせて対面，オンデマンドを選択できる 2) 知識の習得＝オンデマンド，知識の活用・応用＝対面を適用することで学習効果・効率が向上	1) 学生は状況に応じて受講方法を選択できる 2) 対面授業の実施が不可能になった場合，フルリアルタイム授業への移行が容易
注意点	1) オンデマンドコンテンツと対面学習は連動性・関連性をもたせる必要がある 2) 学習者には授業方法・スケジュールの明確な提示が必要	1) 教室環境の構築が必要（リアルタイム配信，オンデマンド用の録画など） 2) 対面とリアルタイムの両者に注意しながら授業を行う＝負担が大きい
適する例	すべての授業がリアルタイムでなくても良い場合	状況に応じてさまざまな方法で受講できるようにしたい場合

型での授業/研修は時間が限られてしまいます。また，「教育（一方的に教える）」から，「学習を支援する」といった教育の質転換が求められており，「教員から学ぶ」から学習者自らが「情報・教材へアクセスし学ぶ」へのシフトも必要となります。これらのことから，必然的にハイブリッド型が検討されることが多くなると思います。

　学習者によっては「教えてもらう」というスタイルが染み付いてしまっていることもありますし，学び方の好みも個々によって違います。ハイブリッド：ハイフレックス型であれば，学生が自分に適した学習方法を選択でき，対面オフラインの実施が不可能な状況に陥ってもオンラインで学習が継続できる，という学習手段の代替案の準備にもなるという点もメリットです。

● デメリット

　最大のデメリットは，やはり準備や保守の負担が大きいという点です。授業としての学習目標の明確化や構造化ができていなければ，効果的・効率的な学習支援環境を提供できない可能性もあります。

ハイブリッド型の授業例

ブレンド型授業例：看護技術演習

　技術演習にもブレンド型のオンデマンド方式を取り入れることができます。作成した動画教材を配信し，繰り返し見ることができるオンデマンドの利点を活かすことで，学生は演習を行う際に技術のイメージを明確にもつことができます。

　また，対面での演習は学生をいくつかのグループに分けて時間をずらして実施することも多いと思います。この場合，演習の導入部分をオンデマンドで事前に配信しておくことで，何度も同じ話をすることが避けられます（**図7**）。

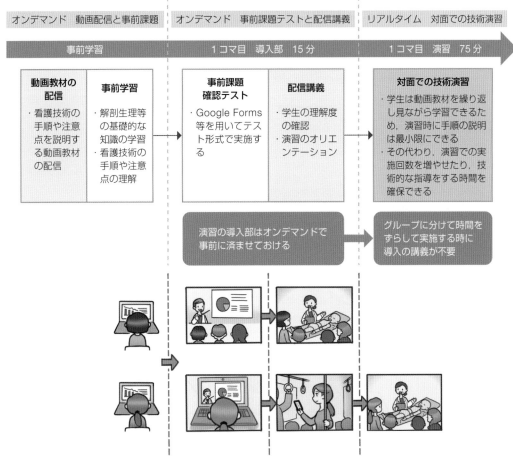

図7　ブレンド型の授業演習の構成

■ ハイフレックス型授業例：看護過程演習

　グループワークをできるだけ対面で行いたいけど，「広い教室を確保できない」「学生同士の距離が近くなりすぎないように配慮したい」といった理由で遠隔で実施したり，グループワーク自体を諦めたりということもあったかと思います。折衷案として，学生を2グループに分けてハイフレックス型の方式を取ることで，半分ずつではありますが対面でのグループワークの指導を行うことができます。この設計で準備しておけば，状況の変化に応じて完全な遠隔での実施に切り替えたり，学生全員を集めて通常通りのグループワークを行ったりすることが容易にできます（図8）。

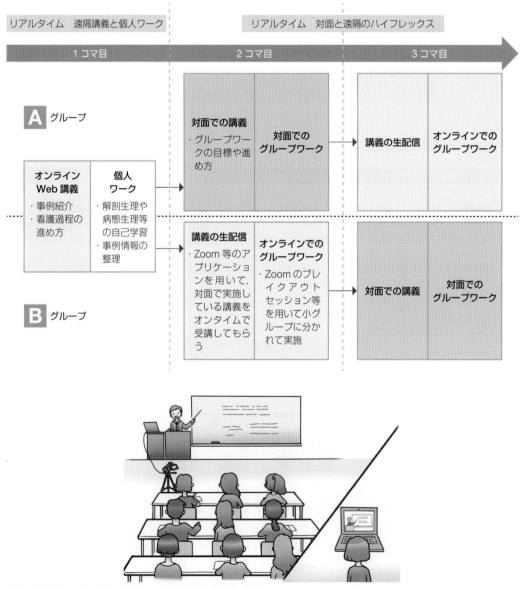

図8　リアルタイムのハイフレックス型の授業演習の構成

機器・通信トラブルを想定した対策とは
——支援体制について考える

ポイント

▶ オンライン開始前に学生と事前確認を行う
▶ テクニカルサポート役を立て，トラブル発生時の連絡先や連絡方法を決めておく

　オンライン教育は急速に広まっていますが，実際の教育現場ではPC機器使用の熟達度やマンパワー確保困難などの要因で効果的な実施には至っていないケースも多いのではないでしょうか。本項では，これらのオンライン教育が円滑に進むような支援体制について述べていきます。

▶ オンライン教育における機器・通信トラブル

● 使用デバイスの問題

　学校側が使用するデバイスについてはPCが多いと思いますが，学生は必ずしもそうではありません。タブレットやスマートフォンでの講義参加を検討している場合，あらかじめ録画された講義を動画で見るような場合には問題は少ないですが，リアルタイムで講義を受ける場合には注意が必要です。**画面の小さいタブレットやスマートフォンだと講義スライドが見えにくい**からです。オンラインを想定している場合は「スライド作成時の見やすさへのさらなる配慮」や「資料の事前配布の検討」も必要です（p.39, 44）。

　また，発生する主なトラブルは「映像・音声トラブル」「ファイルの展開/保存ができない」「Web会議システム（Zoom，Teamsなど）に搭載されている機能の恩恵を十分に受けられない」などが挙げられます。これらの対策としては，学校側と学生の事前確認・準備が最も重要と考えます。

● オンライン環境の問題

　学校側のオンライン環境については，急速な普及に整備が追いついておらず，「学内の特定の場所は通信環境が弱い」「職員室のみしかWi-Fiが使えない」「学生全員がつなぐと通信が停滞する」などの状況が存在します。懸念がある場合には学内の情報システム課などに事前に問い合わせて，通信環境が安定している場所の特定などの検討が必要です。オンライン環境下で問題となることは，教員・学生側の通信環境やデバイスのスペック，アプリケーションの設定ミスなど多岐にわたります。ある程度の通信速度を保てない環境では，eラーニングなどのオンデマンド動

画視聴はもちろんのこと，リアルタイムでの講義参加において，映像の乱れや音声不良などの影響に加え，リアルタイムで配信されたファイル・資料のダウンロードや展開ができないといった事態に見舞われることも想定されます。

● 教員・学生双方のPC操作熟達度における問題点

講義スライドや閲覧資料の画面共有など初歩的な操作には慣れている教員は多いと思いますが，グループワーク時の操作には不慣れな部分も多いのではないでしょうか。「ブレイクアウトルームに分かれてください」の合図でルームの移動を始めたものの，教員側の設定もしくは操作エラー，学生自身が移動の仕方を知らないなどの要因でグループに振り分けられたのは3~5分後……。このような光景はいまだに散見されるのではないかと思います。

▶ オンライン教育開始前にできる対策・支援体制

オンラインでの**講義開始前に確認作業**を行うだけで，講義中での問題発生の多くを予防できます。入学後のオリエンテーションの枠で，オンライン教育における環境チェックがなされているだけでも以降の講義がスムーズになります。実際の講義を行う前に，学生とともに表4に示された内容を確認するといいでしょう。

また，講義当日に向けた設定/準備（Zoomを使用すると仮定した場合の確認例）としては，まず当日のZoomミーティングURLをスケジュールする，その際ミーティングスケジュール画面より「待機室の設定」「ブレイクアウトルーム設定（p.161）」「投票機能の設定（必要であれば作成）」などを行います。そして，Webブラウザとアプリで事前設定，**オンライン会議実施時に使用可能な機能に違いがあるので，あらかじめ確認**しておいてください。

▶ オンライン教育実施時の対策と支援体制

● 通信トラブル等の対応者の指定・連絡先の明示

オンライン教育にはトラブルがつきものです。講義開始直前や講義開始後に，講義を行う教員がトラブルを抱えた学生の対応を行っていると，講義が始められない，講義が中断するということが発生します。講義への影響と学生の講義の離脱時間を最小限にするために，**トラブル対応時の連絡方法を明確にしておき，可能であればトラブルに対応する人員を配置しておくなどのバックアップ体制を構築**しておくことが望ましいです。

● スムーズな講義進行に向けたテクニカルサポート役の準備

グループワーク等の複数人でのディスカッションを行う場合，ブレイクアウトルームを用いることが多いと思います。設定に時間がかかりますし，あらかじめ設定していたとしても当日の参加者の状況によってグループ数やグループメンバーの割り振りが変更となることもあります。教員が話しながらブレイクアウトルームの

表4　学生の使用デバイスやオンライン環境の事前確認事項

1. 名前確認

1）自分の氏名が表示されているか
2）表示名を指定する場合は，変更方法の確認を行う

2. 使用デバイスでの音声/画像確認（Zoomを使用すると仮定した場合の確認例）

1）使用デバイスは，講義当日に使用するのと同じものを使用しているか
2）Zoom左下のアイコンで音声とビデオのon/offを体験する
　ビデオ表示ができない場合，以下の確認を行う
　①（外部接続カメラを用いている場合）USBを差し直す
　②（外部接続カメラを用いている場合）ビデオ設定が使用したいカメラになっているかを確認する
　③一度Zoomを退室して入り直す
　④PCを再起動してZoomに入り直す
　⑤ノートPCの場合は内蔵カメラ機能のON/OFFとして「F8キー」を押してみる
　　※［Fn＋F8］［Fn＋F6］［Fn＋Space］などPCによって異なります
3）ハウリングが発生しないように2台以上で接続しない（接続する際は，必ず一方の端末をミュート＝マイクオフにする）
4）生活音等が入らないように，自宅で参加している場合は，可能な限り同居人と部屋を分けて静かな個別空間から参加する
5）PC端末のマイクより，可能な限りマイク付きヘッドホンなどを用いる

3. チャット機能の利用

1）チャットへの投稿ができるか（その際に，投稿先を変更できることを確認する）
2）PDFなどの何らかのファイル（何でもよい）をチャットで送信し，ファイルが展開できるか

4. 画面共有方法（学生に画面共有をしてもらうことがある場合）

1）画面共有を行い，学生に教員のスライドが投影されているか
2）（学生に画面共有をしてもらうことがある場合）学生が画面共有できるか

5. トラブルが発生した場合の対策

1）Zoomが落ちた場合は，再度指定のURLより入り直す
2）何らかのトラブルでZoomに入ることが困難な場合は，テクニカルサポートの受け方を説明する

6. Zoomのアップデート確認

1）最新バージョンになっているかの確認
　古いバージョンの場合は，アップデートしたうえで講義に参加するように説明する

設定を行うことはできないので，他の教職員によるテクニカルサポート役を立てておきます。テクニカルサポート（ホスト）にブレイクアウトルームの設定や開始，終了前のアナウンス（ブロードキャスト機能）などを行ってもらうことで，グループワークがスムーズに行えます。また，学生のマイクON/OFFの操作などもテクニカルサポートに行ってもらうことで，教員は講義やファシリテートに集中することができます。

オンライン教育における "あるある事例" 紹介

　　ここでは，老年看護学の「認知症」の講義・演習2コマを**表5**のようにオンラインで行ったと仮定します。**イラストで示された場面で起こる問題とその解決法が書かれた本書のページをチェックポイント欄に記載**します。

表5　オンライン事例紹介

担当者	看護教員1名
参加者	看護学生100名
科目・コマ	老年看護学：「認知症」の講義・演習2コマ
講義方法	オンライン（看護学生は自宅）
講義時間	90分×2コマ
事前課題	なし
講義（1コマ目）	講義：認知症について（認知症の病態，中核症状やBPSDなどの症状について，必要な検査，看護師の注意する点について）
講義（2コマ目）	①9：00〜9：20　グループワークの説明 ②9：20〜10：10　事例を用いたグループワーク（認知症患者へのかかわりについて注意すべき点を話し合い，まとめる） ③10：10〜10：25　発表 ④10：25〜10：30　まとめ・質疑応答
評価	講義・演習の感想を記載して講師へ送付

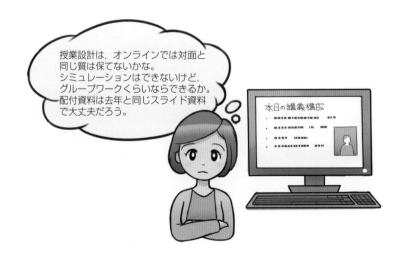

授業設計は，オンラインでは対面と同じ質は保てないかな。
シミュレーションはできないけど，グループワークくらいならできるか。
配付資料は去年と同じスライド資料で大丈夫だろう。

✓ チェックポイント

▶ 授業設計はこれまでの対面授業を転用すればよいわけではない
➡ p.2 オンライン教育の伸びしろを知ろう──もっとよくなる！あなたの実践

▶ オンライン，オフライン，ハイブリッドのメリット/デメリットを把握しておく
➡ p.9「届け方」を選ぶ──オンライン，オフライン，ハイブリッドのメリットデメリット

▶ オンラインでもさまざまなラーニング・アクティビティや模擬実践も可能
➡ p.98 事例で学ぶラーニング・アクティビティ5選──学習目的に合わせて使い分けよう
➡ p.122 実践とオンラインの融合──質担保につなげるオンライン技術
➡ p.126 シミュレーション演習の実際──押さえておきたい要素と理論
➡ p.135 本気で取り組むロールプレイング演習──オンラインでもできる方法

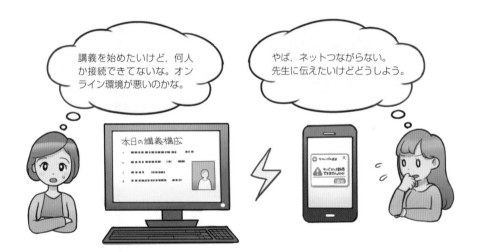

✓ チェックポイント

▶ オンライン教育は，準備を万全にして臨む
➡ p.15 機器・通信トラブルを想定した対策とは──支援体制について考える

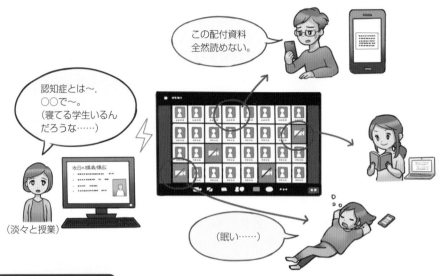

✔ チェックポイント

▶ 集中力は教員側の授業設計しだい
　➡ p.26 集中できないのはオンラインのせいじゃない──講義構成を考える

▶ 講義スライド，配付資料の作成にもコツがある
　➡ p.39「見ながら聞ける」理想のスライドとは──スライドづくりの実践ポイント
　➡ p.44 学習効果を高める配付資料──講義スライドだけでは効果が薄い？

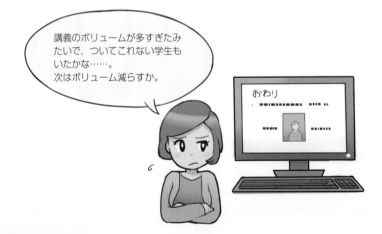

✔ チェックポイント

▶ 学習目標や学習内容を上げ下げするのではなく，レディネス学習を計画する
　➡ p.56 学びの「入口」と「出口」を整える──学習効果を高める事前・事後課題

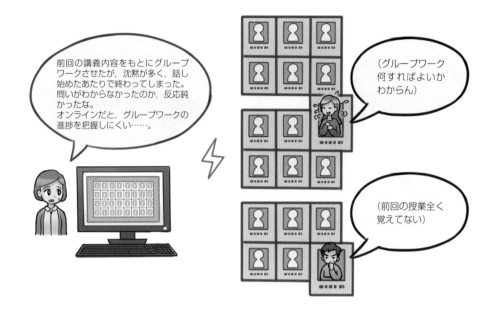

☑ チェックポイント

▶ **グループワークの活性化は，問いの立て方，課題の提示の仕方次第**
　➡ p.76 学習者全員が意欲的に取り組むには──エンゲージメントを高めるポイント
　➡ p.84 主体的で深い学びを実現！「問いかけ」の道筋

▶ **とりあえずのグループワークでは，学習目標は達成できない**
　➡ p.64 「とりあえずグループワーク」に潜むワナ──アクティブなグループワークにするために

▶ **オンラインでも心理的安全性や集団効力感は欠かせない**
　➡ p.67 「不安」「緊張」を和らげる──心理的安全性を確保する
　➡ p.69 グループワークに欠かせない一体感──集団効力感を育む

▶ **オンラインだからこそ意図的にワークの見える化が必要**
　➡ p.91 オンラインだからこそ「見える化」を意識する──学習者の様子をつかむ方法

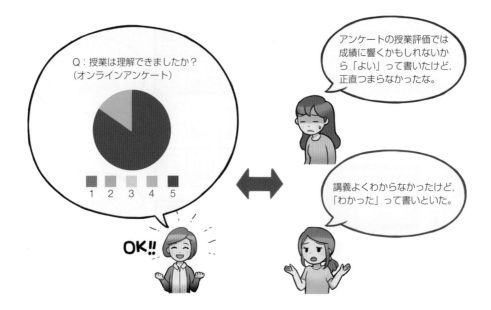

✔ チェックポイント

▶ **やりっぱなしの講義・教えたつもりの講義とならないようにする**

➡ p.32「流される知識」から「残る知識」，さらに「生きる知識」へ——長期記憶化する方法

➡ p.49「教えたつもり」から脱却せよ！——効果的な理解度テストのつくり方

➡ p.150 学習とフィードバックは必ずセットで——評価が未来につながる

▶ **対面では行われていたインフォーマルな学習の場も意図的につくる**

➡ p.115 授業外における学習——雑談が将来につながる学びとなり得る

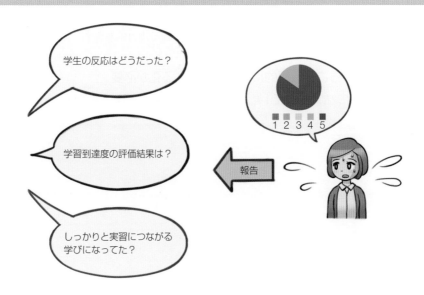

✔ **チェックポイント**

▶ 学んだことを振り返る機会を作る
　➡ p.140 締めて，戻って，次につなげる──あらためてリフレクションを考える

▶ 評価方法を検討し，しっかり学生の反応や学習到達度を評価する
　➡ p.146 教育評価の意義と必要性──学生全員を学習目標へ到達させるための評価
　➡ p.152 学習者同士が互いに評価する──新感覚のピア評価

● **引用・参考文献**

1. G.ウィギンズ，J.マクタイ（著），西岡加名恵（訳）：理解をもたらすカリキュラム設計──「逆向き設計」の理論と方法．日本標準，2012.
2. Kirkpatrick JD, Kirkpatrick WK：Kirkpatrick's Four Levels of Training Evaluation. Amer Society for Training, 2016.
3. 鈴木克明：教材設計マニュアル──独学を支援するために．pp61-68，北大路書房，2002.
4. 稲垣忠，鈴木克明：授業設計マニュアル──教師のためのインストラクショナルデザイン Ver.2. 北大路書房，2015.
5. 石田靖彦：中学1年生の学習意欲と学業達成──学級内の友人関係に着目した検討，日本教育心理学会第54回総会発表論文集，pp824-825，2012.

1章

知識を届ける

集中できないのは
オンラインのせいじゃない
──講義構成を考える

ポイント　▶ 1コマの授業にいくつかの区切りを設けて届ける

▶ 集中できない原因

　　オンラインで授業を行うと,「学習者の集中力を保ちにくい」と感じている方も多いかもしれません。なかでも一方的な講義となると,眠気に襲われたり,勉強には関係ないことに気を取られたりするでしょう。自宅での受講だと,余計にそのようなことが起きるかもしれません。画面越しでは反応も確認しづらく,オンデマンド型であれば,そもそも反応を確認することもできません。

　　ただ,対面授業でも,授業中に居眠りをしている学生,ノートにお絵かきをしている学生を目にしてきた方も多いかと思います。つまり,**集中できないのはオンラインが原因ではない**ということです。

　　集中できない,授業に身が入らない原因は主に,①授業・講義がつまらない,②授業・講義が一方的で聞き流せる,③疲労や睡眠不足といった生理現象,④環境,の4つが挙げられます。

　　③④は学習者側の要因になるので,手立てを講ずることは難しいかもしれませんが,①②は教員サイドで改善することができます。「流暢かつメリハリをつけた話し方で」というように,話すスキルを向上させることも重要ですが,**授業の構成も集中力に大きく関与します**。

▶ 知識はある程度の塊に分けて伝える

　　「注意力は15分しかもたないので,講義時間は10〜15分で一区切りとしよう」といわれることがあります。しかし,自分にとって興味深くとても魅力的な講義であれば,90分間があっという間であったというような経験をした方もいるでしょう。そもそも10〜15分間という時間には,あまり根拠がないともいわれています[1]。とはいえ,ある程度の時間で一区切りをつけることは,決して間違っているわけではありません。

　　人間が一度に記憶できたり把握できたりするものの数は,それぞれ4±1[2],7±2[3]であるといわれています。これらは**マジカルナンバー**と呼ばれているもので,単純に覚えられる知識の個数ではなく,記憶できる**情報塊(チャンク)**の数を示し

ています。何の関係もないバラバラの情報であっても，例えば語呂合わせのように，何か意味をもたせた塊にすることで，覚えやすくなるともいわれています。講義内容はまったくバラバラな情報ではないかもしれませんが，**授業 1 コマ中の内容もまとまりを意識していくつかの塊（以下，チャンク）に分けて伝えることで，学習者は記憶しやすくなります。**

　例えば，90 分の授業だと導入 5 分・まとめ 5 分を除くと，80 分となりますが，ここでマジカルナンバー4 を意識すると，20 分程度が区切りとなります（60 分の場合だと，10〜15 分が区切り）。この 20 分程度というのは，研修設計の専門家であるボブ・パイクが提案する「**90/20/8 の法則**」にも通じます[4]。この「90/20/8 の法則」は，「1 つの講義は 90 分以内に収め，インストラクションのペースを 20 分ずつに区切り，8 分ごとに教員・学習者間の対話を入れる」というもので，オンライン授業としてのオンデマンド（講義動画）においても同じです。**90 分の講義をそのまま録画し，アップして流すのではなく，しっかりと情報を整理し，チャンクごとに録画し，視聴できるようにしておくとよいです**（図 9）。

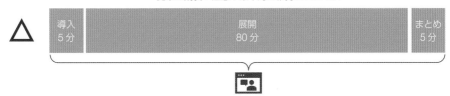

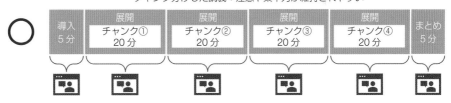

図 9　これまでの講義とチャンク分けした講義

❗ ワンポイント講座

学びのプロセスを支援する枠組

　授業の構成として有名なのがガニェの9教授事象です（**表6**）。1コマのなかで，何か新しいことを教え演習してみるようなテーマ・内容であれば，そのまま活用できるでしょう。

表6　ガニェの9教授事象

番号		事象	例
1	導入	学習者の注意を獲得する	関心を引くような看護実践事例を紹介する。
2		授業の目標を知らせる	事例に対して最善のケアを考えるために必要な知識・考え方を習得することが学習課題であることを伝える。
3		前提条件を思い出させる	前回の授業で学んだことを思い出してもらう。
4	展開	新しい事項を提示する	事例において，どのような知識をどのように使って患者の状態を評価し，必要となるケアを導き出すかの例を示す。
5		学習の指針を与える	患者の状態を評価し，必要なケアを考えてもらうことを促す。
6		練習の機会をつくる	新しい事例を提示し，学習者自身に患者状態の評価，必要なケアを考えてもらう。
7		フィードバックを与える	解答例を示し，学習者に自身の回答との違いを認識できるようにする。
8	まとめ	学習の成果を評価する	授業で紹介していない新たな事例をテストとして，学習者に必要な回答をしてもらい学習到達度の評価を行う。
9		保持と転移を高める	次の授業や演習等で患者状態の評価や必要なケアの選択ができているかを確認する。

文献5）稲垣忠，鈴木克明：授業設計マニュアル Ver.2 ──教師のためのインストラクショナルデザイン．p68，表6-2，北大路書房，2015をもとに作成

集中力を保つオンデマンド教材

▶ 学生にも塊（チャンク）が意識できるようにする

　ここでは，『科目：疾病の成り立ちと回復の促進』のなかの1コマとして「呼吸器のフィジカルアセスメント」を担当した場合のオンデマンド教材を例とします。

担 当 者	看護教員1名		
参 加 者	看護学生100名		
テ ー マ	疾病の成り立ちと回復の促進「呼吸器のフィジカルアセスメント」の1コマ		
講 義 方 法	オンデマンド（eラーニング）		
講 義 時 間	90分		
事 前 課 題	なし		
講 義 目 標	呼吸の異常に気づくためのフィジカルアセスメントについて述べることができる		
講 義 構 成　　　90分のなかで4つのチャンクを意識して構成している。	① 9：00〜9：20　呼吸生理における基礎と正常を学ぶ		
	② 9：20〜9：40　呼吸不全とはどういう状態か学ぶ		
	③ 9：40〜10：00　呼吸器のアセスメントをしていくうえで必要な知識を学ぶ		
	④ 10：00〜10：20　模擬事例を通してフィジカルアセスメントの実際を学ぶ		
	⑤ 10：20〜10：30　質疑応答		
評 価 方 法	小テスト（10問）を実施し，正答率80％で合格		

　ポイントで挙げているように，「1コマのなかでまとまりを意識して，いくつかのチャンクに分けて伝える」という方法は集中力が維持されやすく効果的です。

本日の学習項目

1. 呼吸生理における基礎と正常を学ぶ

2. 呼吸不全とはどういう状態か学ぶ

3. 呼吸器のアセスメントをしていくうえで必要な知識を学ぶ

4. 模擬事例を通してフィジカルアセスメントの実際を学ぶ

ヘッダー・フッターで
スライド番号挿入

本日の学習項目

1. 呼吸生理における基礎と正常を学ぶ

2. 呼吸不全とはどういう状態か学ぶ

3. 呼吸器のアセスメントをしていくうえで必要な知識を学ぶ

4. 模擬事例を通してフィジカルアセスメントの実際を学ぶ

チャンクの初めにこれから学ぶ目標／内容を提示することで，チャンクを意識させる。

〈コツ①　チャンク分けを視覚的に意識させる〉

1．呼吸生理における基礎と正常を学ぶ

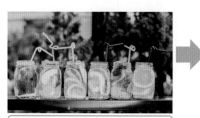

チャプター1：呼吸生理における基礎と正常を学ぶ

2．呼吸不全とはどういう状態か学ぶ

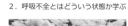

チャプター2：呼吸不全とはどういう状態か学ぶ

3．呼吸器のアセスメントをしていくうえで必要な知識を学ぶ

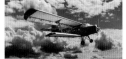

チャプター3：呼吸器のアセスメントをしていくうえで必要な知識を学ぶ

スライドごとに現在のチャプターが認識できるようにフッターを入れることもできる。

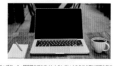

4．模擬事例を通してフィジカルアセスメントの実際を学ぶ

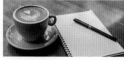

チャプター4：模擬事例を通してフィジカルアセスメントの実際を学ぶ

〈コツ②　チャンクごとの小まとめを提示する〉

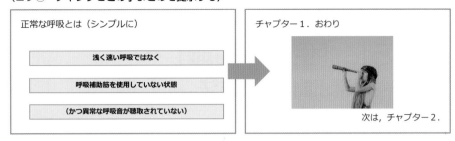

※区切りをつけてチャンクを1つずつ意識して知識の伝達を行い，1つ終わるごとに「小まとめ」を行うと，学習者の学びが整理されやすくなります。また，次のチャンクに即座に入るのではなく，「次のステップに入りますよ」というメッセージスライドが挿入されていれば，学習者の取り組む気持ちもリセットされやすいでしょう。

「流される知識」から「残る知識」さらに「生きる知識」へ
——長期記憶化する方法

ポイント
- ▶ 一度に記憶できる範囲が限られているので，情報過多にならないようにする
- ▶ 情報は自身のエピソードを交えて伝える
- ▶ 実際の看護場面で，どのように知識を使うかを考えるような時間を入れる

▶ 人の記憶メカニズム

「勉強した知識は，どんどん忘れていく」。これはみなさんも体験しているはずです。教員は，少しでも学習者に知識を獲得してもらうために，教科書等の記載内容を要約してスライドに記載し，重要なところを強調して表示したりしていると思います。一方，学生も知識を習得しようと，資料にマーカーで印をつけたり，テスト前に集中的に教科書や資料を読み返したりしていると思います。これらは情報を記憶する方法の1つではありますが，長期的な保持，さらには，実習や臨床場面で使える（想起可能な）知識としての保持といった面では，あまり効果的・効率的だとは言えません。

記憶の長期保持や，想起可能な知識としての保持のために効果的な方法を考えるには，まず，記憶がどのように保持されるのかを知る必要があります。記憶システムとして有名なのが，**図10**に示す**多重貯蔵モデル**です[6]。

図10に示されるように，情報は段階的に「**感覚記憶**」 ➡ 「**短期記憶**」 ➡ 「**長期記憶**」注という順で貯蔵される。授業や講義での目標は，いかに想起可能なカタチで，情報を長期記憶として保持されるようにするかということになります。

▶ 感覚記憶から短期記憶へシフトさせるポイント

感覚記憶でのポイントは，いかに短期記憶へと情報を移すかです。感覚記憶のなかから選択的に注意を向けたものが短期記憶へと移行するため，学習者の注意を引くことが重要となります。もちろん，**ただ注意を引けばよいのではありません。授業で扱うトピックスにまつわるもので，感情的要素を注入したり，矛盾を感じさせ**

注：感覚記憶とは，感覚器官において瞬間的に保持される記憶。短期記憶は感覚記憶の中から興味・関心をもったものを数十秒間程度の短期的に保持している記憶。長期記憶は短期記憶のうち頭の中で何度も繰り返す行為（リハーサル）によって，長い期間保持される記憶。

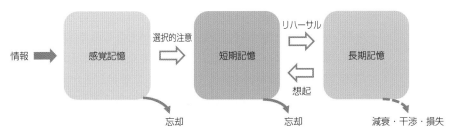

図10 記憶の多重貯蔵モデル

文 献 6) Atkinson RC. Shiffrin RM : Human memory : A proposed system and its control processes. Psychol Learn Motiv 2 : 89-195, Fig.1,1968 をもとに作成

好奇心をくすぐったりして，「何それ！　知りたい！」といった興味や探求心を喚起**する**ようにします。方法としては，講義スライドの視覚的要素だけではなく，音声やジェスチャーを織り交ぜたり，種々のメディアを用いたり，といった複数の手段を駆使することです。これらの手段により感覚が刺激されやすくなるといわれています。

▶ 短期記憶から長期記憶へシフトさせるポイント

● 情報過多にならないようにする

　人間の一度に記憶できる容量は限られているので，情報過多にならないように気をつける必要があります。授業では「あれもこれも教えたい！」という衝動に駆られることがあるかもしれませんが，どんなにたくさん話しても，記憶として保持されなければ意味がありません。**1コマの講義で伝えたいことを絞る**ことが重要です。また，最初と最後に学んだことは忘れにくいといわれているので[7]，それを情報提示のタイミングとして利用します。授業では，記憶に留めてほしい情報を講義の初めに「これから学ぶこと」として提示し，さらに講義の終わりに「まとめ」として提示することがコツです。

● 情報はエピソードで伝える

　長期記憶には「エピソード記憶」と呼ばれる個人的な出来事に関する記憶があります[8]。最も良い方法は体験させることですが，授業ごとに演習やシミュレーション教育を行うことは不可能です。そこで，**教員自身が経験したエピソードや，実際の看護場面での知識の使われ方を紹介**しながら情報を伝えることで，記憶は保持されやすくなります。

● リハーサルの機会を与える

　リハーサルには何度も反復する「**維持リハーサル**」と，意味を自分で考え既有の知識と関連づける「**精緻化リハーサル**」があります。維持リハーサルより精緻化リハーサルのほうが効果的といわれています[9]。もちろん維持リハーサルも一定の効果はありますが，効果を上げるには短期間に集中して反復学習をするのではなく，

間隔を置いて複数回繰り返す分散学習のほうがよいといわれます[10][11]。

　分散学習となると複数回の授業に分けて…となるので，構成などが少し難しくなります。精緻化リハーサルの方法として有名なのは「覚えたい情報」と「別の情報」を関連づけて覚える語呂合わせです。臨床で想起し活かす必要がある知識であれば，その知識を使った場面を想像したり，**自分ならどうするのかといったことを少し考えたりする時間を設けること**もよいでしょう。場面を想像したり考えたりすることで頭のなかでイメージと知識が結びつくので，実際に知識の活用が必要な場面で想起されやすくなります。

❗ ワンポイント講座

知識の定着を助ける学び方

　学習スタイルに関する研究はたくさんありますが，習得度に対する有意差はないといわれる一方で，精緻化リハーサルや複数の手段を用いることは知識の定着に有用だともいわれています。その一例を紹介します。

1）文字だけでなく映像を駆使する

　配付資料だけでは理解しにくいことも動画であればイメージがつきやすく，記憶にも残りやすくなります。

2）語呂合わせ

　国家試験対策などで有名な語呂合わせも，立派な記憶定着の方法です。

　例）脳神経 12 対の覚え方：嗅いでみる動く車の三の外，顔聴く舌は迷う副舌（下）など

3）漫画やストーリー

　自分の好きな漫画やアニメーションなどのワンシーンで見た（聞いた）セリフや情景は覚えているものです。これは授業にも転用できます。印象的な一場面やストーリー，エピソードなどを交えると記憶に残りやすくなります。

　例）血球の働きが覚えにくいため擬人化して覚える（コミック『はたらく細胞』のことですね）

4）複数のインプット情報を交える

　反復学習（維持リハーサル）を，「文字情報」「映像情報」「音声情報」，実際に物に触れる・動かすという「触覚・身体感覚情報」など，インプット情報を変えて学ぶようにすると，知識の定着が強化される可能性があります。

　例）配付資料で事前に文字情報として学び，授業では図や映像を用いた解説を行う。復習では，PDFデータの読み上げ機能を使い音声で学習したり，PDFにメモやマーカーを入れるなど

事例

終末期にある対象への看護としての,「全人的苦痛」について学習するオンライン講義の1コマ

ポイント

▶ 臨床でのエピソードを通して,看護のおもしろさや奥深さを伝える

■ 情報過多にならないようにする

　全人的苦痛に関して学習者に学んでもらいたい情報はとても多く,以下のイラストにあるような「身体的苦痛」をはじめ,「精神的苦痛」「社会的苦痛」「スピリチュアルペイン」のそれぞれの症状や看護ケア介入についてなど,丁寧に解説していたらかなりの情報量です。

　これらの情報をすべて学生に伝えたいのは山々ですが,授業時間は限られています。学生にとって情報過多とならないよう,イラストのように情報を絞りました。

　例えば,具体的な痛みのメカニズムについては生理学などで学ぶ項目と重複するため割愛し,絶対に覚えておいてもらいたい項目や国家試験に出題されるような内容に絞りました。そして,実際の臨床場面で活用する疼痛スケールの紹介や疼痛マネジメントの実際について解説することとしました。

身体的苦痛だけでも,
「痛みとは」「WHO 除痛ラダー」
「侵害受容性疼痛・神経障害性疼痛・心因性疼痛」
「死亡前の2週間における主な身体症状」
「さまざまな疼痛の要因」
「疼痛スケール・アセスメント」
「除痛ラダーに準じた薬剤の効果・副作用」
「オピオイドの具体的な使い方(投与経路・投与量)」
「非薬物的介入」
「実際の臨床での疼痛マネジメントの実際」
「トータルペインにおける他の苦痛との関連」…

(情報過多にならないように伝えたい内容を精査し,絞る)

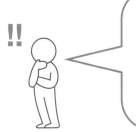

「痛みとは」
「さまざまな疼痛の要因」
「疼痛スケール（紹介のみ）」
「WHO 除痛ラダー」
「除痛ラダーに準じた薬剤の効果・副作用」
「非薬物的介入」
「実際の臨床での疼痛マネジメントの実際」
　　他の項目も必要ではあるから配布資料に記載！！

実際の看護場面でどのように知識を使うかを考える（リハーサル）機会を与える

　臨床経験のない学生の場合，スピリチュアルペインに対し宗教的な要素をイメージしがちで，その概念を捉えにくいと感じています。そこで日常的な会話のなかにもスピリチュアルペインが潜んでいることを学生に理解してもらうため，実際の臨床で遭遇するような患者さんの語りを学生に提示し，解説を行いました。

ある患者さんの語り

　「もう先が長くないのはわかっとる。死ぬのを待ってるだけ。何の希望もないし，生きとる意味がない。ほっといてくれ」

　「こんなベッドの上で最期に1人でいるのは……（沈黙）。やっぱり面会にはなかなか来れんのじゃろうか。これまでは賑やかに生きてきた，世界から取り残されたような感じが……なあ。1人でいると不安で夜も眠れん」

　「この病気になるまでは，小さい会社だったが親から受け継いだもん（会社）を大きくするためにバリバリやっとったんじゃ。こんな人の世話になるなんて考えもせんかった。もう生きている価値がない……迷惑かけてるばかりで。さっきも身体がだるくてトイレに行くのもできんで手伝ってもらった。情けない……」

『臨床では，こういう場面によく遭遇するけど，**「スピリチュアルペイン」であると認識されないケースがよくあるんだ**』

『実際の臨床では，死を意識すると孤独や恐怖を口にされる患者さんに対して **"理解"** はできないから **"そばにいて寄り添う"** ということがとても大切。**not doing but being（何かをするではなく共にいること）** という言葉があるけど，寄り添うことで患者さんの硬くこわばった表情や握る手がだんだんと緩んでくるのをしばしば経験するよ。患者さんの生きる意味や目的，自分でコントロールする力なんかを再度見出すことができるように，支えるケアが必要なんだね』

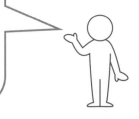

　オンラインでは，スライドを共有していることで教員の表情や身振りなどが見えにくく，どうしても大切なことが流されてしまう可能性があります。

　学生の印象に残ってほしい話題や情報の際には，あえてスライドの画面共有を外して教員の熱（思い）が伝わるように説明をするなども方法の1つです。

　次に，学生へスピリチュアルペインに関する例示を示したあと，新たな事例と質問を提示しました。講義前半で学んだスピリチュアルペインの知識を実際に活用する個人ワークを行ってもらいました。

（症例）膵臓癌（stage Ⅳ：周囲臓器，骨，腹膜転移あり）で短期予後が極めて不良の患者。1週間前より苦痛の訴えが多くある。

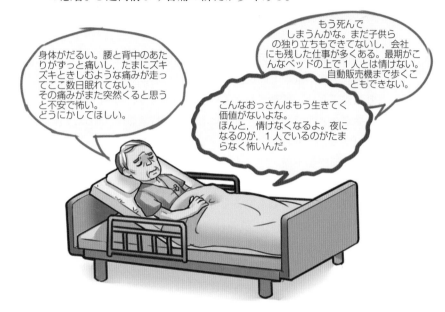

身体がだるい。腰と背中のあたりがずっと痛いし，たまにズキズキときしむような痛みが走ってここ数日眠れてない。
その痛みがまた突然くると思うと不安で怖い。
どうにかしてほしい。

もう死んでしまうんかな。まだ子供らの独り立ちもできてないし，会社にも残した仕事が多くある。最期がこんなベッドの上で1人とは情けない。自動販売機まで歩くこともできない。

こんなおっさんはもう生きてく価値がないよな。
ほんと，情けなくなるよ。夜になるのが，1人でいるのがたまらなく怖いんだ。

個人ワーク：以下の設問に沿って考えてください
1) 身体的苦痛について述べている箇所を抜き出してください。その患者が感じている苦痛をどのように評価しますか？　評価の方法や問いかけなど具体的に考えてください。
2) 精神的苦痛について述べている箇所を抜き出してください。その患者の苦痛に対してどのようなケアを行いますか？
3) 社会的苦痛について述べている箇所を抜き出してください。その患者の苦痛に対してどのようなケアを行いますか？
4) スピリチュアルペインについて述べている箇所について抜き出してください。その患者の苦痛に対してどのようなケアを行いますか？

知識を使いこなせることの価値を，エピソードを交えて伝える

　スピリチュアルペインについて重要なことを伝え，学生自身に事例を通して考えてもらいました。そして最後に，教員自身が経験したケアについて，印象に残っているエピソードを伝えることで，全人的苦痛のなかで，スピリチュアルペインをアセスメントすることの意義を伝えるようにしました。
　以下は，オンライン講義の最後に，臨床で行った全人的苦痛のアセスメントについての実際を紹介したものです。臨床での経験がない学生にとって，臨床での経験

の共有を行うことは新鮮で印象に残る出来事だと考えます。

全人的苦痛に対しての苦痛緩和について

昨日より，低左心機能，重症心不全でICUに入室している患者。胸部X線写真：右肺野陰影，両側胸水あり，右横隔膜挙上しているようにも見える。強い呼吸不全に対してNPPV装着にて呼吸管理中（F$_1$O$_2$:80%）。挿管などの侵襲的治療は行わないことを患者が希望している。内科的治療で，できる範囲の加療を行う方針。

全人的苦痛におけるアセスメントと看護の方向性

身体的苦痛：重症下肢虚血における体性痛に対して，昨日開始した鎮痛薬だけでは効果が乏しい。低酸素による呼吸苦もあるが，呼吸ドライブ注を積極的に抑制する必要がないのであれば，モルヒネ塩酸塩持続静注（10 mg/日）からフェンタニルへ変更することも可能と考える（オピオイドスイッチ）。せん妄様症状が強く，NRSでは疼痛評価不能。フェイススケールや患者の訴えから評価・介入を継続していく。

精神的苦痛：苦痛が存在することでの興奮/不穏を繰り返している。背景には低酸素血症に伴うせん妄もあると考えられるが，精神的安寧を得られるような薬物的/非薬物的介入が必要。精神科介入なども含めてディスカッションを行う。また，タッチングなどベッドサイドで寄り添う看護介入はとても効果的に映る。外部と隔絶されたICU環境におかれることでの孤独感や自らの意思により他者とのつながりが失われてしまうことへの苦痛等は，スピリチュアルペインとしての**関係存在**とも関連するが，孤独や悲しさからくる苦痛も背景にはあると考える。エンド・オブ・ライフにおいて重要な「not doing but being（何かをするわけではなく共にいること）」をベッドサイドで実践していく。せん妄ケアによる妄想的記憶や混乱は患者にとって苦痛であるため，必要なケアについて検討しながら継続。

社会的苦痛：情報が不足しておりアセスメントは十分ではない。意識レベルはクリアでせん妄様症状が軽減すれば，患者とのコミュニケーションはよりとれると考える。現在できることは，家族との面会を勧めて家族間のコミュニケーションを充実させることだと考える。○歳と高齢ではあるが，看護師のサポートによりTV電話などを実践できないか検討していく。

スピリチュアルペイン：主治医から患者にどの程度の病状説明がなされ，理解が得られているかの確認が必要だが，強い呼吸苦は死を連想させるため，死により自己の存在が脅かされる危機に陥っている可能性は高い（将来の時間喪失：**時間存在**に伴う苦痛）。また，精神的苦痛の部分でも記載したように外部環境から隔絶された環境での孤独やつらさなどの関係存在に起因する苦痛も強く存在すると考えられる。患者に寄り添うというケアが重要になってくる。これまで自身で行えていたセルフケアなどを他者に依存することによって生じた尊厳の喪失（**自律存在**の苦痛）も背景にあると考えられる。急性期には身体的苦痛が強く医療者に依存する場面も多いが，患者の自律に関する配慮はいついかなる時も必要である。

注：呼吸中枢からの「呼吸をしなさい」という命令

「見ながら聞ける」理想のスライドとは
――スライドづくりの実践ポイント

ポイント
▶ スライドの「見にくさ」「読みにくさ」は認知負荷につながる
▶ スライドは伝えたいワード・フレーズに絞る

　授業では，対面・オンラインにかかわらず，パワーポイントで作成したスライドを使っている方は多いでしょう。オンラインでは，画面共有しながら授業を展開していくことが多く，スライドが果たす役割はより大きいといえます。

　授業のスライド作成に多くの時間を費やす人は珍しくありません。カラフルにしてアニメーションを入れ，デザインに凝ったスライドを作成して，その結果授業後に「スライドがキレイ，かっこよかった」という反応があれば嬉しいかもしれません。しかし，授業の目的は学習目標の到達ですので，スライドが高く評価されても，学んでほしいことが学べていなければ本末転倒です。また，**スライドのつくり方によっては，脳内での情報処理に過度な負荷がかかり，学習効率を下げる**ことにもなりかねません。

▶ 認知的負荷を考える

　人間は，読み取った情報を感覚記憶から短期記憶，さらに長期記憶へシフトさせますが (p.32-34)，一度に処理できる情報量には限界があります (p.26)。ですから，スライドを作成するうえでは，その特徴をふまえる必要があります。

　情報過多により長期記憶へのシフトが困難になることをもとに開発された理論に，スウェラーが提唱する**認知的負荷理論**というものがあります[12]。スライド作成上で考慮に入れておかなければならないのが，この認知的負荷理論で紹介されている，学習課題そのものの難しさである**課題内在性負荷**，学習課題とは直接関係のない**課題外在性負荷**，知識を構築していくための**学習関連負荷**，の3つの負荷です[13]。以下に，その定義と対応法を記します。

課題内在性負荷

　課題内在性負荷とは，学習課題そのものの難しさによる負荷です。例えば，単純な知識を覚えるという課題は内在性負荷が低く，症例をアセスメントし看護計画を立案するといった課題は内在性負荷が高いといえます。学習課題を排除することはできないので，いかに負荷を軽減させるかがポイントとなります。

　負荷の軽減には，学習課題の解き方の例示やより平易な言葉を用いてレクチャー

を行うことなどが挙げられます。スライド作成においては，理解を促すために図やイラストを利用すると負荷軽減につながります。

課題外在性負荷

　課題外在性負荷とは，学習課題の難易度とは直接関係のない負荷です。例えば，緊張や不安，グループワークの課題説明がわかりにくい，といったことなどです。課題外在性負荷は学習には不要なので，できる限り排除できるように努めます。

学習関連負荷

　学習関連負荷とは，知識を構築していくために必要な負荷です。学習課題の難易度と，学習者のレディネスとがうまくマッチする課題を与えられるようにすることで対応します。

▶ 学習に不要な負荷をなくす工夫

　スライドで不要な課題外在性負荷を与えないようにする方法を紹介します。

シンプルなスライド

　スライドは視覚的な補助教材です。過度なアニメーションや，目がちかちかするような刺激の強い配色は避けるべきです。スライドはできる限りシンプルで，伝えたいことがしっかりと伝わり，見やすく読みやすいことを心がけます。ポイントとして以下のようなものが挙げられます。

　　・色を3色程度に絞る
　　　ベースカラー1色，メインカラー1色，アクセントカラー1色
　　・文字量を減らし余白をもたせる（図11）

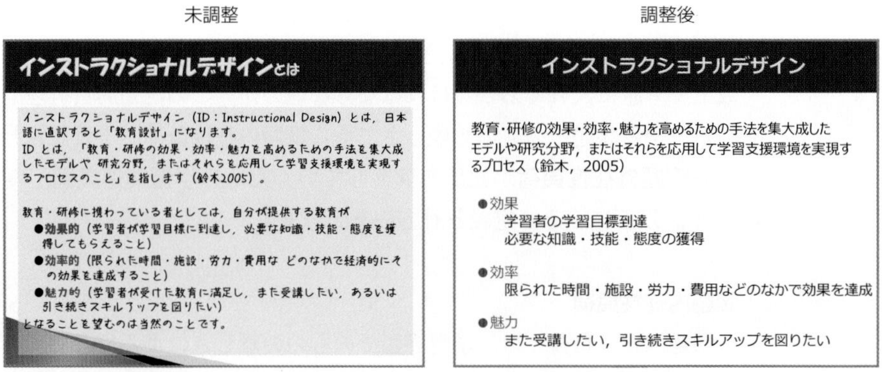

図11　余白の調整

・行間・改行を調整する

　単語の途中で改行を入れてしまうととても読みにくくなるので，読みやすい位置で改行し，箇条書きにするほうがよい（**図12**）。行数も6行くらいに留める。うまく改行できない場合は，言い回しを工夫したり，プロポーショナル・フォント（文字によって幅が決まっている　**図13**）を使ったりする

・文字の位置をそろえる（**図14**）

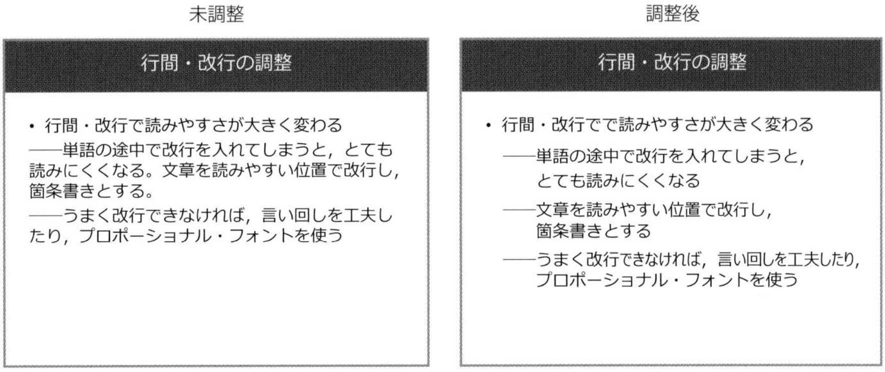

未調整　　　　　　　　　　　　　　　調整後

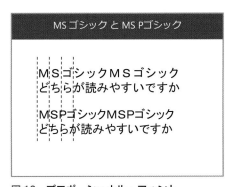

図12　**行間・改行の調整**

図13　**プロポーショナル・フォント**

未調整　　　　　　　　　　　　　　　調整後

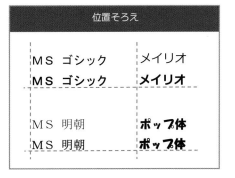

図14　**文字の位置そろえ**

冗長性を排除する

　冗長性とは，必要な情報のなかに余分や重複がある状態のことです。例えば，図やイラストで示したことを文字でも示すことや，講義で説明する内容と同じ文章がスライドにも記載されていること等が挙げられます。耳で聞いたうえ，目でスライドに記載された文書を読むことは余計な負荷となり，**「読みながら聞く」ことで理解・記憶が妨げられることもある**ともいわれています[14]。**スライドの文字は箇条書きで，文章はできるだけ避け，伝えたいワード・フレーズに絞り**，その他は削除するか，配付資料に記載するようにしましょう。

注意の分断，阻害を避ける

　複数のスライドを一緒に見ないと理解できないような内容は，図表やイラストを駆使して，できる限り1スライドで表現するか，連続した配置にしてスライドの前後させて説明できるようにしておきます。

見通しを立てられるようにする

　今日どんなことを学ぶのか，あとどれくらいスライドが続くのだろうか，というような気がかりも不要な負荷です。授業の冒頭で，本日のアジェンダ（講義内容の概略）を示したり，表示しているスライドが講義全体のうちのどの段階にあるかを提示しておくことも工夫の1つです（図15）。

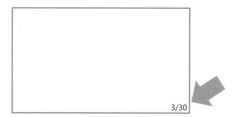

3/30

図15　全体と当該のスライド番号

学習効果を高める配付資料
——講義スライドだけでは効果が薄い？

ポイント
▶ 配付資料は「いつでも」「誰でも」「正しくわかる」ように作成する
▶ 最終的に中身の濃い情報が掲載された配付資料となるよう対策を立てる

▶ 情報量を考える

　講義スライドの一部を変更したり削除したりして，学習者用の配付資料としている方は多いと思います。ここで再考してほしいのが「プレゼンテーション用の講義スライドをそのまま配付資料とすることで，学習者に学んでほしいことが伝わるのか？」ということです。

　講義スライドは視覚用教材ですので，図16のように文字テキスト量は少なめのシンプルな内容です。講義中の説明を聞きながら見ている分にはよいのですが，もしこれを授業終了後しばらくたって見返すとどうでしょうか？　このスライドだけでは，学習者によって解釈に差が出ることが容易に想像できると思います。例えば，「体温測定」という言葉からは，「体温測定を実施する」「体温測定を行い，低体温や高体温がないか観察を行う。さらにその原因をアセスメントする」といったように，さまざまな解釈ができます。つまり，講義スライドだけでは見返しても「内容をあまり理解できない」，学習者の知識や前提のみに従って「行間」を読んで理解しようとするため「伝えたい事実が正確に伝わらない」ということが起こり得ます。

　このように，内容によっては講義スライドをそのまま配付資料として用いることが適切ではない場合があるのです。

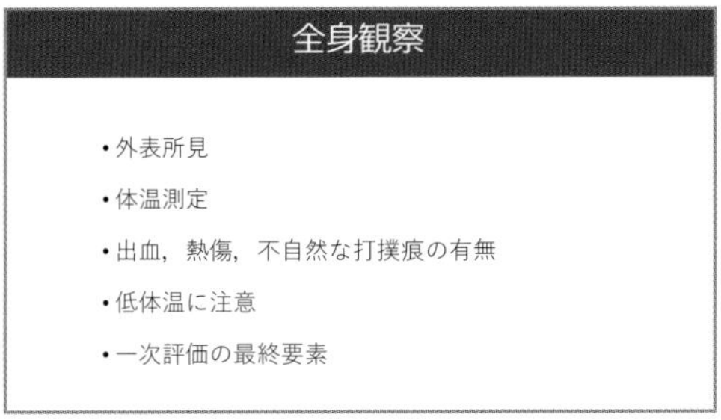

全身観察
・外表所見
・体温測定
・出血，熱傷，不自然な打撲痕の有無
・低体温に注意
・一次評価の最終要素

図16　講義スライド例

▶ 配付資料のつくり方

　配付資料において重要なことは，紙媒体であれ電子媒体であれ，**「いつでも」「誰でも」「正しくわかる」ように記載をする**，ということです。それには，**「行間」を読み誤った解釈が起きないよう，全員に事実が正確に伝わる文章で表現しなくてはなりません**。また図表やグラフもイメージとして捉えやすい一方で，事実が正確に伝わらないこともあります。よって図表やグラフの解説を記載しておくことが必要な場合もあります。

　一方で，「いつでも」「誰でも」「正しくわかる」となると，どうしても多くの情報を記載する必要があり，資料作成に多大な時間を要してしまいます。

　現在では，教えたい内容をわかりやすく詳しく紹介するWebサイトが数多く存在します。学習者に「教員／教育担当が教える」というスタンスから，学習者は「情報から学ぶ」という考え方にシフトし，配付資料に参照するとよいWebサイトなどのリンクを貼っておけるのもオンラインならではのメリットです。もちろん，長文を読むのが得意ではない学習者もいますし，学習者自身で講義内容を整理し書き留めることで記録に残りやすくなるということも考えられます（p.32）。配付資料は，最終的に「中身の濃い情報が載った資料」が学習者の手元に残ればよいので，対象や学習内容に合わせた対策（**表7**）を立てておくようにします。

表7　中身の濃い情報が載った資料にするための対策

配付資料に詳細情報の参照先を明示する
教員側があらかじめ配付資料に記載しておく ●スライド資料とは別途の配付用の資料を作成する ●プレゼンテーションアプリのノート部分を使い，ノート部分を含めたレイアウト印刷を行う（**図17左**） ●3 in 1のレイアウトで，右に書き込み欄をあらかじめ設ける（**図17右**）
学生が授業を受けて追記する ●印刷レイアウトの設定 ●スライド内の空白を意図的に多くする

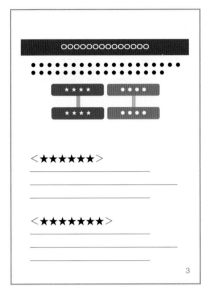 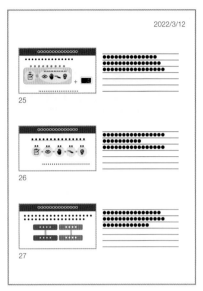

スライドのノート部分に補足説明を入れる　　　図の横に学習者にメモをとってもらう

図17　配付資料の工夫例（講義スライドを活用した場合）

▶ 閲覧方法による違い

　　配付資料の閲覧方法も紙媒体，電子媒体の2つの選択肢があります。**表8**にそれぞれ特徴を示します。ある報告では，電子媒体での学習に比べ，紙媒体のほうが読書時の疲労が少なく，集中しやすいため，理解度・記憶定着にも優位性があるといわれています[15]。電子媒体は印刷すれば紙媒体にできますので，学生自身に選択してもらうことができます。

表8　媒体ごとの特徴

	紙媒体	電子媒体
視認性	○（一覧性がある）	△（画面サイズの考慮が必要）
色調	△ （インクで紙に色を表現するため，落ち着いた色合いとなる）	△ （ディスプレイで鮮やかに発色するため，配色に注意が必要。色に頼らない，色数を増やさない工夫が必要）
疲労度	○（色調が落ち着いている）	×（色調，ブルーライト等の影響）
情報量	△（制限あり）	○（制限なし）
修正のしやすさ	×（配付後は修正困難）	○（容易に変更可能）
検索性	×（付箋などが必要）	○（容易に検索可能）

事例

授業後に使ってもらうことを意図した配付資料のつくり方

✔ チェックポイント

▶ 講義スライドだけでは不足している情報を補足する
▶ 最終的に中身の濃い情報が載った資料を作成する

侵襲に伴う循環系の反応

3．血管透過性亢進
・ 侵襲により，血管内皮増殖因子，一酸化窒素（NO），ブラジキニン，ヒスタミン，血小板活性化因子などの過剰産生により，血管透過性が亢進する。
・ 血管透過性亢進によって血管外に水分や血球成分が移動し，サードスペースに体液が貯溜する。　これにより浮腫が生じ，循環血漿量低下が引き起こされる。

スライドの視認はよいが，簡潔にまとまっているため配布資料として情報が不足しており，教員の説明を書き込む余白がない

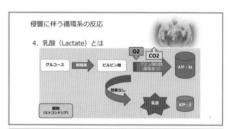

侵襲に伴う循環系の反応

4．乳酸（Lactate）とは

図だけの提示では，講義中に理解できたとしても解説がないと後から振り返ることができない可能性もある

図 18　簡潔にまとまっているが配布資料としては中身の濃い情報が届けられない例

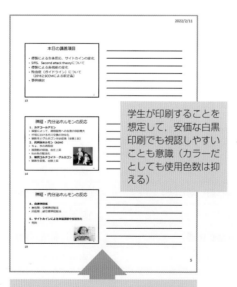

学生が印刷することを想定して，安価な白黒印刷でも視認しやすいことも意識（カラーだとしても使用色数は抑える）

学生のメモを促すことで，能動的に中身の濃い資料を作成するように意図している

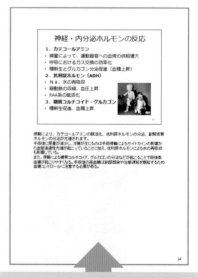

あらかじめ教員が必要な情報を書き込むことで中身の濃い資料になるように意図している

図 19　講義スライドをベースにした配布資料

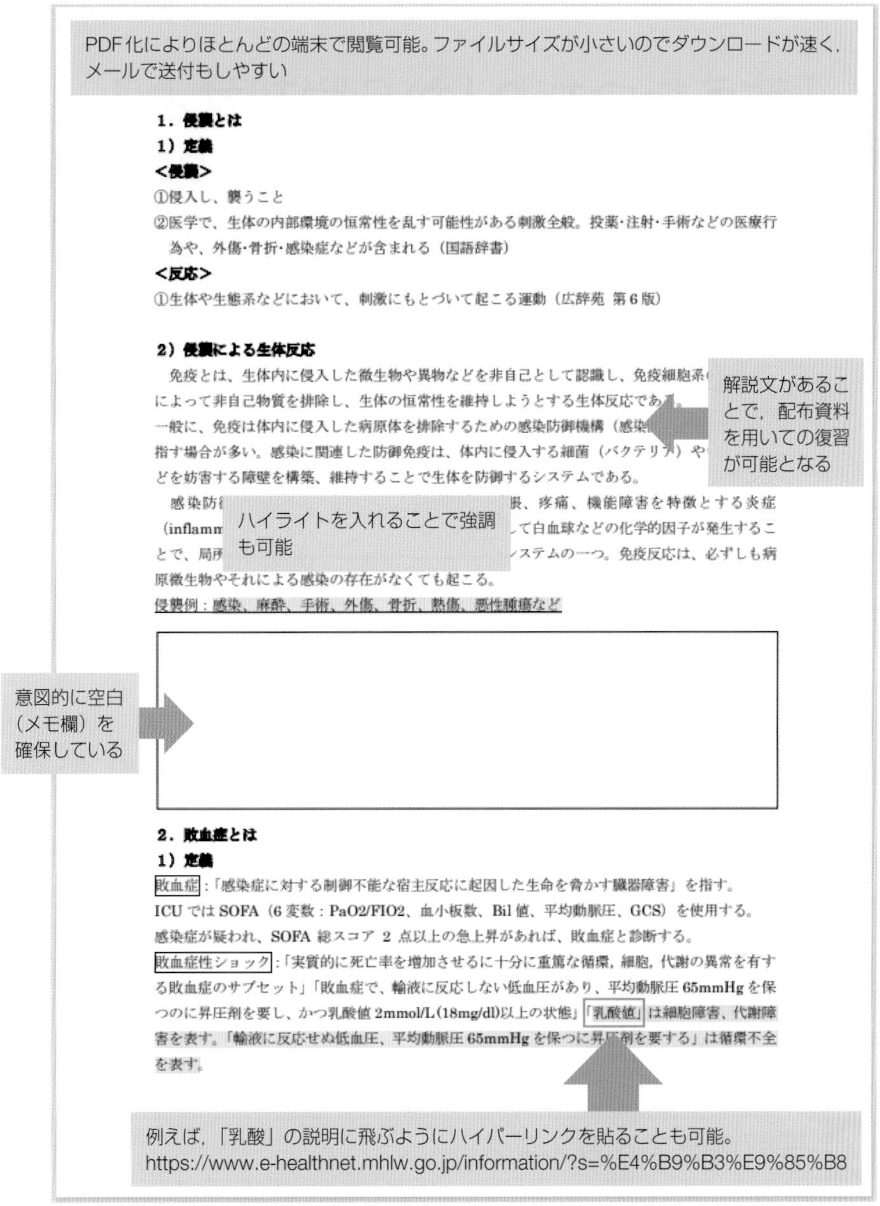

PDF化によりほとんどの端末で閲覧可能。ファイルサイズが小さいのでダウンロードが速く、メールで送付もしやすい

1. 侵襲とは
1) 定義
＜侵襲＞
①侵入し、襲うこと
②医学で、生体の内部環境の恒常性を乱す可能性がある刺激全般。投薬・注射・手術などの医療行
　為や、外傷・骨折・感染症などが含まれる（国語辞書）
＜反応＞
①生体や生態系などにおいて、刺激にもとづいて起こる運動（広辞苑 第6版）

2) 侵襲による生体反応
　免疫とは、生体内に侵入した微生物や異物などを非自己として認識し、免疫細胞系○
によって非自己物質を排除し、生体の恒常性を維持しようとする生体反応であ○
　一般に、免疫は体内に侵入した病原体を排除するための感染防御機構（感染○
指す場合が多い。感染に関連した防御免疫は、体内に侵入する細菌（バクテリア）や
どを妨害する障壁を構築、維持することで生体を防御するシステムである。

解説文があることで、配布資料を用いての復習が可能となる

　感染防○○○○○○○○○○○○○○○○○○○○、疼痛、機能障害を特徴とする炎症
（inflamm○○○○○○○○○○○○○○○○○○して白血球などの化学的因子が発生するこ
とで、局所○○○○○○○○○○○○○○○○○システムの一つ。免疫反応は、必ずしも病
原微生物やそれによる感染の存在がなくても起こる。

ハイライトを入れることで強調も可能

侵襲例：感染、麻酔、手術、外傷、骨折、熱傷、悪性腫瘍など

意図的に空白（メモ欄）を確保している

2. 敗血症とは
1) 定義
敗血症：「感染症に対する制御不能な宿主反応に起因した生命を脅かす臓器障害」を指す。
ICU では SOFA（6 変数：PaO2/FIO2、血小板数、Bil 値、平均動脈圧、GCS）を使用する。
感染症が疑われ、SOFA 総スコア 2 点以上の急上昇があれば、敗血症と診断する。
敗血症性ショック：「実質的に死亡率を増加させるに十分に重篤な循環、細胞、代謝の異常を有す
る敗血症のサブセット」「敗血症で、輸液に反応しない低血圧があり、平均動脈圧 65mmHg を保
つのに昇圧剤を要し、かつ乳酸値 2mmol/L(18mg/dl)以上の状態」乳酸値は細胞障害、代謝障
害を表す。「輸液に反応せぬ低血圧、平均動脈圧 65mmHg を保つに昇圧剤を要する」は循環不全
を表す。

例えば、「乳酸」の説明に飛ぶようにハイパーリンクを貼ることも可能。
https://www.e-healthnet.mhlw.go.jp/information/?s=%E4%B9%B3%E9%85%B8

図20　学生に PDF として配布された補足資料

「教えたつもり」から脱却せよ！
——効果的な理解度テストのつくり方

ポイント

▶ 理解度テストは，講義ごとに設ける

▶ オンラインでの理解度テストの活用で，効果も効率もアップ

▶ 定期試験で起こること

みなさんは「講義ごとに学習目標に到達したかを確認していますか？」との質問にどう答えますか。おそらく「毎回丁寧に教えているし，定期試験で確認している」といった回答が大半でしょう。

定期試験に備えて学習者は勉強しますが，「定期試験には見事合格したけれど，試験終了後には学習内容をきれいさっぱり忘れてしまっている」という状態も珍しくありません。一方，学生ががんばって合格した定期試験ですが，時間が限られているため，出題されているのは授業内容の一部であり，定期試験だけで15回にわたる授業内容をすべて理解できているかを確認することはおそらく不可能だと思います。さらに，学習者は定期試験が近づくにつれ「不合格だったらどうしよう」といった不安や恐怖を多少なり抱くものです。不合格への不安や恐怖は，試験勉強に駆り立てる要因の1つではありますが，その心配がテストの出来を悪くする場合もあるといわれています[16]。

▶ 理解度テストのススメ

定期試験のための勉強にまったく意味がないわけではありませんが，学習者の理解を確かめるよりよい方法は，**授業ごとに理解度テストを設け，合格するまで何度でも受けられるようにする**ことだと考えます。講義ごとに「この回は何ができれば合格なのか」を定め，それを確認するための理解度テストを行うことで，教員側も「教えたつもり」から脱却できます。さらに，学習者がどの回，どの内容でつまずきやすいのかも把握できるため，授業の改善がしやすくなるといったメリットもあります。

授業ごとの理解度テストの実施が，テストを受ける側の負担やストレスになりそうと，学習者を心配する教員もいることでしょう。確かに「テスト」という響きだけで，気が滅入ってしまう学習者もいます。しかし，**授業を受けた学習者が「学んだつもり」で終わってしまっていることのほうが問題**ではないでしょうか？

　学習者は，理解度テストを受けることで初めて，自身が授業内容を理解できているかを確認することができます。もし，テストで間違った個所があれば，それは学習者にとって「理解できていないよ。もう一度，間違ったところを学び直そう」というフィードバックにもなります。テストに対してネガティブな印象をもつ学生は多いと思いますが，**テスト＝成績の優劣をつけるものだけでなく，「自分の理解度を確認するもの」「伸びしろをチェックするもの」と捉えてもらうように働きかける**ことも重要です。

　オンデマンド講義の場合，講義を実際見ていなくても，再生しておけば視聴したことにできるため，見た/見ていないの問題が浮上します。しかし，重要なのはそこではなく，学習内容が理解できているかどうかのはずです。講義に対して理解度テストを設置しておき，理解度を確認できるようにしておけば，この危惧は解消します。学則などで視聴履歴が必要であれば，多くのeラーニングシステムで講義を視聴後にしか理解度テストが受けられないという設定もできるので，その方法を選択するとよいでしょう。

▶ オンラインでの理解度テストの実施

　授業ごとの理解度テストを，ペーパーテストで実施しようとすると，配付・採点・回収に多くの労力を費やすことになります。しかし，オンライン上ならば，学習者は何度でもテストを受けられ，教員はテストの**採点やフィードバックを自動で返すことが可能**です。これがオンライン教育のメリットです（採点の効率化だけであれば，マークシートを活用する方法もあり，アプリも販売されています）。さらには，学習者のテスト結果を簡単にデータとして入手・保存できるため，成績づけや学習者の理解度の傾向を分析することも容易となります。同じテストを受けるとなると，テスト問題と解答を丸覚えする学習者も出てきますが，出題する問題や選択肢をシャッフルすることで対応できます（使用するシステムやアプリにより異なります）。

　一方で，オンラインでの理解度テストは客観テストには適していますが，記述式（論文体）テストには採点やフィードバックの自動化までは対応できていません。記述式テストを行う場合は，授業ごとの理解度テストは客観テストを実施しつつ，5回に1回は記述式テストにする，定期試験で記述式テストを用いるようなことが現実的な実施方法となります。

▶ さまざまなテスト形式

　オンラインテスト作成方法は，付録（p.161）を参考にしてください。なお，確認する学習の成果によって，テストには**表9**のようにさまざまな出題形式がありますが，オンラインでも大半が実施可能です。

表9　テストのさまざまな出題形式

○：作成可　△：利用ツールによって制限あり

	形式	説明	例	オンラインテスト機能
客観テスト	再生形式	選択肢等の提示なく覚えているかを問う方法	●単純再生法：次の計算をせよ，この物品の名称を答えよ	○
			●穴埋め法：次の空欄に適語を埋めて文章を完成させよ	○
			●訂正法：次の文章の間違い部分を指摘し，それを訂正せよ	○
			●序列法：法が制定された順に並べよ	△※1
	再認形式	選択肢等を見ながら意味合いが合っているかを問う方法	●真偽法：正しいものには○，正しくないものには×をつけよ	○
			●多肢選択法：次のなかから，正しいものを選べ	○
			●組み合わせ法：関係ある組み合わせを答えよ	△※1
			●選択完成法：次の文章の空欄に当てはまる語句を下群より選べ	○
記述式（論文体）テスト		設問に対して，文章で回答させる方法	例）この症例に対するアセスメントを述べよ　15回の授業で学んだことを述べよ	△※2
事例問題テスト（解釈法）		回答形式は，記述式（論文体）テスト，客観テストのいずれも用いることができる	例：この症例に対するアセスメントとして，適切な文章を下群より選択せよ	△

※1　eラーニングのテスト機能であれば作成可能なことが多い

※2　ファイルを提出させることは可能

オンラインアンケートの機能も，年々よくなっていますので，実施可能なことも増えていくと予想されます。

文献17）鈴木克明：教材設計マニュアル──独学を支援するために．p50，表4-1，北大路書房，2002 をもとに作成

学生も教員もその場で回答を確認できるオンラインテスト

✔ チェックポイント

▶ 問いたいことに合わせて出題形式を選択し，フィードバックが得られるようにセットする

▶ テスト後の集計などを意識して必要な項目を入れたりして，集計しやすい形式を選択する

Google Forms／Microsoft Forms を使えば，基本的なテスト形式はほとんど対応できる！

事例1 「口腔内・鼻腔内吸引・気管内吸引手技の習得」における理解度テストの一例（Google Forms）

学生番号を入力すればデータにソートをかけて成績をつけるのも簡単！！
どの学生が回答したかも一目瞭然

口腔内・鼻腔内吸引・気管内吸引手技の習得（講義：吸引に必要な知識と判断）

本項の理解度テストでは、口腔内・鼻腔内吸引・気管内吸引手技の習得に必要な知識や判断を確認する。

Google にログインすると作業内容を保存できます。詳細

*必須

学生番号 *   1 ポイント

回答を入力

【再生形式】

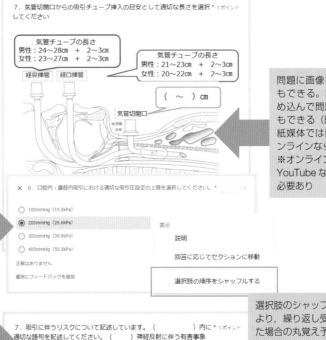

7．気管切開口からの吸引チューブ挿入の目安として適切な長さを選択 ＊ 1ポイント
してください

気管チューブの長さ
男性：24～28cm　＋　2～3cm
女性：23～27cm　＋　2～3cm

気管チューブの長さ
男性：21～23cm　＋　2～3cm
女性：20～22cm　＋　2～3cm

経鼻挿管　経口挿管

（　～　）cm

気管切開口

問題に画像を挿入すること
もできる。また，動画を埋
め込んで問題をつくること
もできる（映像資料参照）。
紙媒体では難しいこともオン
ラインならできる
※オンライン機能によって，
YouTube などにアップする
必要あり

ラジオボタン設定な
ら，複数の選択肢か
ら1つの選択肢を
選ぶことができる

× 6．口腔内・鼻腔内吸引における適切な吸引圧設定の上限を選択してください。 ＊　　／1

○ 100mmHg（13.3kPa）
● 200mmHg（26.6kPa）
○ 300mmHg（39.9kPa）
○ 400mmHg（53.3kPa）

正解はありません

個別にフィードバックを追加

表示

説明

回答に応じてセクションに移動

選択肢の順序をシャッフルする

記述回答は完全一致
が必要。同義語があ
る場合はあらかじめ
回答に設定しておく
必要がある。
例：正解「挿管患者」
だった場合，「経口
挿管患者」も正解と
しておく。

選択肢のシャッフルに
より，繰り返し受講し
た場合の丸覚え予防に
もなる！？

7．吸引に伴うリスクについて記述しています。（　　　　　　　）内に ＊ 1ポイント
適切な語句を記述してください。（　　　　）神経反射に伴う有害事象
は、頻脈、血圧上昇（心不全・脳出血等の増悪、頭蓋内圧亢進）などで
ある。

回答を入力

【再認形式】

チェックボックス設
定なら複数選択の問
題を作成することも
可能

5．吸引の種類とその説明について適切なものを2つ選んでください。 ＊ 1ポイント

□ 口腔内吸引：口腔から気管へのカテーテル挿入は手技が難しく、口蓋垂や軟口蓋への
刺激により嘔吐を誘発しやすいため注意が必要である。

□ 鼻腔吸引：鼻腔から気管へのカテーテル挿入は比較的容易である。鼻出血などに注意
は必要だが、疼痛も少なく最も効果的で推奨される。

□ 気管内吸引：気管内の開放式吸引時には清潔にカテーテルを挿入する必要がある。清
潔にカテーテルを袋から引き抜いた後に少量の水道水を吸引し、愛護的に気管内にカ
テーテルを挿入する。

□ カフ上部吸引がついている場合、下気道の吸引を行った後にカフ上部吸引を行う。上
気道の分泌物が下気道に垂れ込まないようにするため必要な手技である。

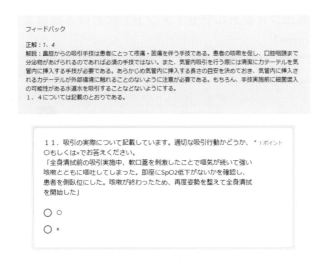

フィードバック

正解：7，4
解説：鼻腔からの吸引手技は患者にとって疼痛・苦痛を伴う手技である。患者の咳嗽を促し、口腔咽頭まで分泌物があげられるのであれば必須の手技ではない。また、気管内吸引を行う際には清潔にカテーテルを気管内に挿入する手技が必要である。あらかじめ気管内に挿入する長さの目安を決めておき、気管内に挿入されるカテーテルが外部環境に触れることのないように注意が必要である。もちろん、手技実施前に細菌混入の可能性がある水道水を吸引することなどないようにする。
1、4については記載のとおりである。

> 11．吸引の実際について記載しています。適切な吸引行動かどうか、＊ 1 ポイント
> ○もしくは×でお答えください。
> 「全身清拭前の吸引実施中、軟口蓋を刺激したことで嘔気が続いて強い
> 咳嗽とともに嘔吐してしまった。即座にSpO2低下がないかを確認し、
> 患者を側臥位にした。咳嗽が終わったため、再度姿勢を整えて全身清拭
> を開始した」
>
> ○　○
> ○　×

回答入力後，すぐに結果やフィードバックコメントを確認できる。
また，場合によっては URL や QR コードを貼り付けて再学習してほしい内容への誘導も可能

結果は回答を受けるたびにタイムリーに更新されて，平均点や各学生の結果が一目瞭然

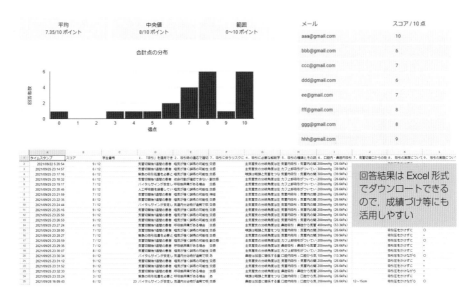

回答結果は Excel 形式でダウンロードできるので，成績づけ等にも活用しやすい

※文字は小さくて読めないと思いますが，タイムスタンプや各質問項目が表形式になることを示しています。

事例2 「呼吸のフィジカルアセスメント」における理解度テストの一例 (Microsoft Forms)

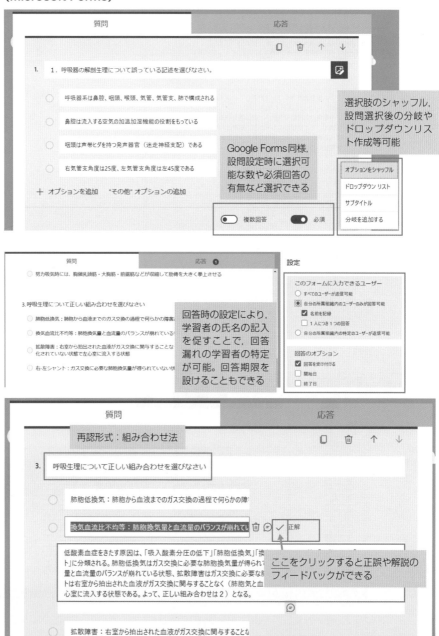

学びの「入口」と「出口」を整える
──学習効果を高める事前・事後課題

ポイント
▶ 講義を受講するにあたって，事前学習で入口（学生のレディネス）を整える
▶ 講義終了後に事後課題を課すことで，学生全員を学習到達（出口）に導く

▶ 「入口」と「出口」の整え方

　授業は，学習目標として定めるパフォーマンスと学習者の現時点でのギャップ，いわば学習者を「入口」から「出口」まで導くための支援といえます。授業開始時の学習するための前提条件となる知識や経験，心理などの**レディネス**は，同じ学年であっても学習者によって異なります。集合で行う授業で，すべての学習者のレディネスを合わせるというのはそもそも無理です。さらには，同じことを習得するためにかかる時間には個人差があり，授業という一定の時間では学習到達にばらつきが出てしまいます。

　「学習に必要となる時間」を減らす工夫，「学習に費やされる時間」を増やす工夫が個人差への対応であることが読み取れます[18]。

$$学習率 = \frac{学習に費やされた時間}{学習に必要な時間} = \frac{学習機会 \times 学習持続力}{課題への適性 \times 授業の質 \times 授業理解力}$$

　「学習機会」に関しては，自分のペースで学習できる環境づくりや個別の学習教材を提示することで対処できますが，オンラインを活用することでより実現しやすくなります。具体的には，

・授業に必要となる前提知識に関する説明動画の視聴を事前学習（予習）として課すことで，授業開始時のレディネスを整える
・講義を何度も見返せるようにしておき，事後課題（復習）としてテストを用意して，クリアするまで何度もトライできるようにしておく
・レポートを課すことで，全員が学習目標を達成できるようにする
ということです。

▶ 学習内容の前後の時間数を捉え直す

　大学設置基準第二十一条では，「一単位の授業科目を四十五時間の学修を必要とする内容をもつて構成することを標準とし」「講義及び演習については，十五時間から三十時間までの範囲で大学が定める時間の授業をもつて一単位とする」と定められています。これをもとに1単位の時間数を計算すると**表10**のようになり，授業時間だけではなく，事前・事後学習に関する学習時間をとることになっていることがわかります（大学の授業は通常90分なので，真ん中の太枠内のようになります。上下は，授業時間が60分や120分の場合です）。言い換えると，講義や演習の授業だけでなく，授業外の学習も設計する必要があるということです。

表10　大学の一単位における時間数

講　　義	事前学習	授業時間	事後学習	合　　計
1単位 （15回授業）	15 時間 （60分/回）	15 時間 （60分/回）	15 時間 （60分/回）	45 時間 （180分/回）
	11.25 時間 （45分/回）	22.5 時間 （90分/回）	11.25 時間 （45分/回）	
	7.5 時間 （30分/回）	30 時間 （120分/回）	7.5 時間 （30分/回）	

　大学等では，事前・事後の学習時間がもとより想定されているとはいえ，すべての授業で事前・事後課題を与えると1日4科目の授業があるとすると，計6時間もの授業外学習をすることになります。もちろん学習者がそれくらい学習時間を取ってくれるといいのですが，教員が本務時間外に毎日6時間の学習をといわれると相当大変であるように，現実的には難しいでしょう。また，病院等の組織であれば，業務上必要不可欠の研修は，労務時間として扱われないといけませんが，研修の事前・事後学習時間を何でもかんでも労務時間として扱うのは難しいと思われます。

　そこで重要になるのは，p.6で紹介した授業科目や研修テーマに必要な知識やスキルを洗い出し，知識やスキルの関係性を整理することです（構造化）。知識やスキルの関係図がしっかりと描けていると，授業のコマ，研修のセッションごとに事前・事後学習として必要となる学習内容が見えてきます。リアルタイムでしかでき

ないことを精査し，リアルタイムでなくてもよい学習はオンデマンドを活用し，図21 のようなイメージで講義と講義をつなげるような事前・事後学習として実施してもらうようにします。また，上述した学習の**個人差への対応として，授業時間での学習をより効果的にするための事前学習，学習者全員に学習目標に到達してもらうための事後学習を設計することは不可欠です。これをオンライン上に準備しておくことは，学習者・教員どちらにとってもメリットがあります。**

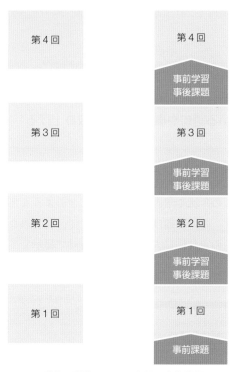

図21　**講義と講義をつなぐ事前・事後学習イメージ**

事例

授業に向けての 知識習得度をそろえる事前課題

✔ チェックポイント

▶ コマの目標は事前課題のなかで示しておく
▶ 事前学習の内容は，コマ内で用いる語句や事例について取り上げる

　　　ここで紹介する資料は「呼吸器に障害のある患者の看護」というテーマのコマで提示した事前課題です。学生の年次や学習状況によってどのような形で課題を出すかは変わってくると思います。この課題は対象が3年生で，科目のなかでも後半のコマだったこともあり，学生の主体性に大きな期待を寄せて提示しており，少し難

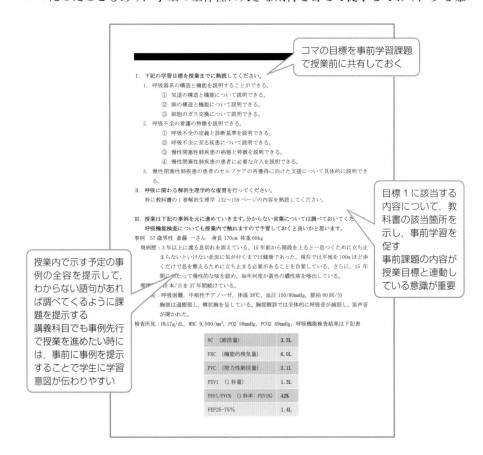

> コマの目標を事前学習課題で授業前に共有しておく

I．下記の学習目標を授業までに熟読してください。
　1．呼吸器系の構造と機能を説明することができる。
　　　① 気道の構造と機能について説明できる。
　　　② 肺の構造と機能について説明できる。
　　　③ 肺胞のガス交換について説明できる。
　2．呼吸不全の看護の特徴を説明できる。
　　　① 呼吸不全の定義と診断基準を説明できる。
　　　② 呼吸不全に至る疾患について説明できる。
　　　③ 慢性閉塞性肺疾患の病態と特徴を説明できる。
　　　④ 慢性閉塞性肺疾患の患者に必要な介入を説明できる。
　3．慢性閉塞性肺疾患の患者のセルフケアの再獲得に向けた支援について具体的に説明できる。

II．呼吸に関わる解剖生理学的な復習を行ってください。
　　　特に教科書の1巻解剖生理学 132〜159 ページの内容を熟読してください。

III．授業は下記の事例を元に進めていきます。分からない言葉については調べておいてください。
　　　呼吸機能検査についても授業内で触れますので予習しておくと良いかと思います。
事例　57 歳男性　斎藤 一さん　身長170cm 体重68kg
現病歴：3年以上に渡る息切れを訴えている。15 年前から階段を上ると一息つくために立ち止まらないといけない状況に気が付くまでは健康であった。現在では平地を 100m ほど歩くだけで息を整えるために立ち止まる必要があることを自覚している。さらに，15 年間に渡って慢性的な咳を認め，毎年何度か黄色の膿性痰を喀出している。
喫煙歴：20 本/日を 37 年間続けている。
　　：呼吸困難，中枢性チアノーゼ，体温 38℃，血圧 150/80mmHg，脈拍 80 回/分
　　　胸部は過膨張し，樽状胸を呈している。胸部聴診では全体的に呼吸音が減弱し，笛声音が聞かれた。
検査所見：Hb17g/dL，WBC 9,500/mm³，PO2 58mmHg，PCO2 49mmHg，呼吸機能検査結果は下記表

VC （肺活量）	3.3L
FRC （機能的残気量）	6.0L
FVC （努力性肺活量）	3.1L
FEV1 （1秒量）	1.3L
FEV1/FVC% （1秒率：FEV1%）	42%
FEF25-75%	1.4L

> 目標1に該当する内容について，教科書の該当箇所を示し，事前学習を促す
> 事前課題の内容が授業目標と連動している意識が重要

> 授業内で示す予定の事例の全容を提示して，わからない語句があれば調べてくるように課題を提示する
> 講義科目でも事例先行で授業を進めたい時には，事前に事例を提示することで学生に学習意図が伝わりやすい

度が高い課題と考えています。状況によっては，穴埋めの資料を作成したり，必ず調べてもらいたい語句を具体的に提示して，記入していけるワークシートを作成したりといった工夫が必要になるかもしれません。

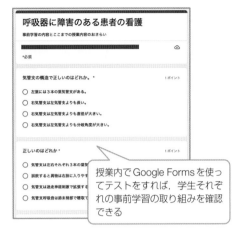

授業内で Google Forms を使ってテストをすれば，学生それぞれの事前学習の取り組みを確認できる

事前課題で授業前に目標を共有

最終目標である「3. 慢性閉塞性肺疾患の患者のセルフケアの再獲得に向けた支援について具体的に説明できる」を達成することを，授業前から学生と共有し，事前課題もそれにつながるプロセスであることを理解してもらいます。

すべてを授業のコマ内で取り上げるには内容があまりにも膨大ですので，授業目標の「1. 呼吸器系の構造と機能を説明することができる」の部分は事前課題としています。事前に目標を共有することで，解剖生理学的な復習とコマの関係性が整理され，必要な学習であることが学生にも認識できます。

課題の内容は授業と連動

あまりにも当たり前のことですが，課題の内容は授業と連動していて，課題によって得た知識などが授業中に使われるようにするべきです。

事例　57歳男性 慢性閉塞性肺疾患

現病歴：3年以上に渡る息切れを訴えている。15年前から階段を上ると一息つくために立ち止まらないといけない状況に気が付くまでは健康であった。現在では平地を100mほど歩くだけで息を整えるために立ち止まる必要があることを自覚している。さらに，15年間にわたって慢性的な咳を認め，毎年何度か黄色の膿性痰を咯出している。
喫煙歴：40本/日を37年間続けている。
身体所見：呼吸困難，中枢性チアノーゼ，体温38℃，血圧150/80mmHg，脈拍80回/分
　　　　　胸部は過膨張し，樽状胸を呈している。胸部聴診では全体的に呼吸音が減弱し，笛声音が聞かれた。
検査所見：Hb17g/dL，WBC 9,500/mm³，PO_2 58mmHg，PCO_2 49mmHg，呼吸機能検査結果は下記表

VC （肺活量）	3.3L	≒FVC　全肺気量から残気量（RV）を引いたもの
FRC （機能的残気量）	6.0L	予備呼気量（ERV）＋残気量（RV）
FVC （努力性肺活量）	3.1L	呼吸筋を用いた強制呼気の量
FEV_1 （1秒量）	1.3L	努力吸気後に努力呼気によって1秒間で呼出来る量
$FEV_1/FVC\%$ （1秒率: $FFV_{1\%}$）	42%	1秒間の強制呼気FVC
$FEF_{25-75\%}$	1.4L	FVCの25〜75%の平均努力呼気流量

このコマでは上に示した事例を元に講義を進めようと考えていましたので，事前課題として事例の全容を事前学習課題の資料にも提示しています。この事例のなかには，「中枢性チアノーゼ」「樽状胸」「笛声音」など，知識がなければ意味が理解できない語句が入ってきています。また，呼吸機能検査の結果についても復習しておかなければ理解が難しいでしょう。これらすべてについて説明すると時間が足りません。事前に事例を提示して，わからない語句がないように学習してきてもらえるように事前課題を出しました。

便利なオンラインだからこそ注意が必要な著作権

　著作権のある著作物を利用する際は，原則として著作権者の許諾が必要ですが，下記の著作権法三十五条において例外的に授業過程における利用が認められています。また，著作権法第三十五条の改正により，営利目的として設置されていない学校その他の教育機関の教員に対し，「著作権者の利益を不当に害さない場合」に限り，著作物をオンライン授業等で公衆送信することが認められるようになりました。

　ただし，例外的に認められているからといって何でも使えるわけではありません。オンライン利用をするなかで，気をつけておくべきことを紹介します。

1) 学習のためURLを紹介することがあると思います。教育において，インターネット上の情報は非常に有用である一方で，信頼性のある情報であるかの判断が必要です。これはネットリテラシーのことで，学生にも教員にも求められます。URLの紹介は，その内容と情報の信頼性をしっかりと確認したうえで行う必要があります。

2) 「複製，無断使用禁止」と宣言されていても，著作権法三十五条の要件を満たす範囲であれば，許諾を得なくても利用できると解釈できます。しかしながら，インターネット上の画像やイラストの複製の部数や，利用の仕方によっては，著作権者の利益を侵すことになる場合もあるので，サイト上の利用に関する記述をしっかりと読んで利用可能かを確認しましょう。もし利用に関する明記がないサイトの場合，画像やイラストは極力使用しないことが無難です。

3) 著作権第三十五条の要件を満たす範囲内での利用においても，出典を明示する必要はあります。

4) 著作権第三十五条の要件を満たす範囲内での利用において，著作者の意に反する著作物の改変行為を行うと，同一性保持権の侵害となるため，やむを得ない改変に留めておくべきです。

5) 著作権第三十五条は授業過程における例外利用を示したもので，職員同士の会議などは適用外となり，複製する行為には許諾が必要となります。

著作権法第三十五条

（学校その他の教育機関における複製等）
第三十五条　学校その他の教育機関（営利を目的として設置されているものを除く。）において教育を担任する者及び**授業を受ける者**は，その授業の過程における利用に供することを目的とする場合には，**その必要と認められる限度**において，**公表された著作物を複製**し，若しくは**公衆送信**（自動公衆送信の場合にあつては，送信可能化を含む。以下この条において同じ。）を行い，又は公表された著作物であつて公衆送信されるものを受信装置を用いて**公に伝達することができる。**

　　ただし，当該著作物の種類及び用途並びに当該複製の部数及び当該複製，公衆送信又は伝達の態様に照らし**著作権者の利益を不当に害することとなる場合は，この限りでない。**

2　前項の規定により**公衆送信を行う場合には，**同項の教育機関を設置する者は，**相当な額の補償金を著作権者に支払わなければならない。**

3　前項の規定は，公表された著作物について，第一項の教育機関における授業の過程において，当該授業を直接受ける者に対して当該著作物をその原作品若しくは複製物を提供し，若しくは提示して利用する場合又は当該著作物を第三十八条第一項の規定により上演し，演奏し，上映し，若しくは口述して利用する場合において，**当該授業が行われる場所以外の場所において当該授業を同時に受ける者に対して公衆送信を行うときには，**適用しない。

（政岡祐輝）

● 引用・参考文献

1. Bradbury AN：Attention span during lectures：8 seconds, 10 minutes, or more? Adv Physiol Educ **40**：509-513, 2016.
2. Cowan N：The magical number 4 in short-term memory：A reconsideration of mental storage capacity. Behav Brain Sci **24(1)**：114-185, 2001.
3. Miller AG：The magical number seven, plus or minus two：Some limits on our capacity for processing information. Psychol Rev **101(2)**：343-352, 1994.
4. 中村文子，ボブ・パイク：研修デザインハンドブック——学習効果を飛躍的に高めるインストラクショナルデザイン入門．pp53-59, 日本能率協会マネジメントセンター, 2018.
5. 稲垣忠，鈴木克明：授業設計マニュアル Ver.2 ——教師のためのインストラクショナルデザイン．p68, 北大路書房，2015.
6. Atkinson RC. Shiffrin RM：Human memory：A proposed system and its control processes. Psychol Learn Motiv **2**：89-195, 1968.
7. Murdock Jr., Bennet B：The serial position effect of free recall. J Exp Psychol **64(5)**：482-488, 1962.
8. Tulving E：Episodic and semantic memory, In Tulving E & Donaldson W, Organization of memory. pp381-403, Academic Press, 1972.
9. Craik FIM, Tulving E：Depth of Processing and the Retention of Words in Episodic Memory. J Exp Psychol Gen **104(3)**：268-294, 1975.
10. Glenberg AM, Lehmann TS：Spacing repetitions over 1 week. Mem Cognit **8(6)**：528-538, 1980.
11. 水野りか：分散学習の有効性の原因——再活性化量の影響の実験的検証．教育心理学研究 **46(1)**：11-20, 1998.
12. Sweller J：Cognitive load during problem solving：Effects on learning. Cognitive Science **12(2)**：257-285, 1988.
13. van Merriënboer JJ, Sweller J：Cognitive load theory in health professional education：design principles and strategies. Med Educ **44(1)**：85-93, 2010.
14. 三宮真智子：メタ認知で〈学ぶ力〉を高める——認知心理学が解き明かす効果的学習法．北大路書房，2018
15. 小林亮太，池内淳：表示媒体が文章理解と記憶に及ぼす影響——電子書籍端末と紙媒体の比較．研究報告ヒューマンコンピュータインタラクション（HCI）**2012(29)**：1-7, 2012
16. Seipp B：Anxiety and academic performance：A meta-analysis of findings. Anxiety Research **4(1)**：27-41, 1991.
17. 鈴木克明：教材設計マニュアル——独学を支援するために．北大路書房，2002.
18. 鈴木克明：第1章　個人差への対応を整理する枠組み．放送利用からの授業デザイナー入門——若い先生へのメッセージ．日本放送教育協会，1995. https://www.gsis.kumamoto-u.ac.jp/ksuzuki/resume/books/1995rtv/rtv01.html.（2022/5/1 accessed）

2章

思考・コミュニケーションを鍛える

「とりあえずグループワーク」に潜むワナ
──アクティブなグループワークにするために

ポイント

▶ グループワークには逆効果となる落とし穴がある

▶ グループワークでは他者の異なる意見や価値観にふれられるよう，異質な（タイプの異なる）メンバー構成にする

▶ グループサイズは小さくする

▶ 心理的安全性が高い環境を担保し，このメンバーなら学習目標を達成できるという集団効力感を抱かせる

　Web会議システムのブレイクアウトルーム機能やチャット機能，eラーニングの掲示板機能を用いれば，オンラインでもグループワークは実施可能です。リアルタイムであれば，どこからでもグループワークに参加できますし，掲示板などを使ったグループワークであれば，学習者自身のタイミングで取り組むことができます。さらにオンラインでは，グループメンバーとファイルを共有し，同時に編集することもできるので，対面同様のグループワークが実施可能です。

　しかしながら，オンラインでは学習者のタイムリーな反応や取り組み状況をつかみにくいため，その場で追加説明を行う，つまずいているグループに手を差し伸べるといったことがしにくい状況にあります。場作り，問い（課題），問いの見える化，進め方（プログラム）など，綿密に授業設計されているかがカギとなります。

▶ グループワークの落とし穴と回避策

　グループワークは，協同学習，アクティブラーニングの代表的なアクティビティ（手法）です。グループでの学習活動は学習者同士の交流を盛り上げ，みんなで何かしらの成果物をつくるなどという作業により，学習者の満足度が高まる傾向にあります。ただし，相互交流や一定の成果物は，一見すると学習成果があるように見えますが，以下のようなデメリットが発生し，逆効果となってしまったり学習成果が得られなかったりすることもあります。

1）社会的怠惰

　複数人で共同作業を行う場合，1人当たりの生産性は人数の増加によって低下することを**社会的怠惰**といいます。グループワークでは，誰かが発言してくれるだろう，**誰かに任せておけば大丈夫といった社会的怠惰が発生**しやすくなります。

2）同調圧力

　同じ学年でも，活発に発言できる人と発言が苦手な人，声が大きい人と小さい人など，さまざまな学習者がいます。仮に誤った意見でも**活発に発言する人や声の大きい人の意見に流される傾向があります**。

3）根拠のない自信

　グループメンバーと意見を交わし，何かしらの解を出せるようになることで，**グループの成果を自分の成果のように勘違いをして，根拠のない自信をもつ学習者もいます**。そこまではいかずとも，誰かの手助けでワークを終えられただけで，学習者個人としては学習目標を達成していないということもあります。グループの成果≠学習者の学習成果であることを認識しておかなければなりません。

▶ グループワークのよさと実施のコツ

　自分自身の意見を表出するとともに，**他者の異なる意見や価値観にふれ，意見の多様性や自己との違いに気づくということがポイント**となるので，**グループメンバーはタイプの異なる者同士で編成することが基本**となります。そして，グループでの学習は，学習者同士が互恵的な関係を築き，互いの学習を高め合うところに最大の価値がある[1] [2] ので，次の5つの要素が重要となってきます。特に1）～3）は，教育を提供する側が，授業を行うにあたって対策を準備しておく必要があります。

1）肯定的な相互依存

　学習者同士が自律的にかかわり，協力し合い，学習目標の達成を目指すという関係の構築が必要です。**各学習者は，学習目標の達成に欠かせない役割を担い，それを遂行し，すべての学習者が目標に到達した時に，学習が成功したと考えます。**

2）個人の責任

　上述したように，グループワークでは，自分がやらなくても誰かがやってくれるという社会的怠惰が起こりやすくなります。また，グループワークとしては成果物を完成させたものの，個人としては学習目標に到達していないということも起こり得ます。そこで，それらを防ぐ対策が必要となります。まず学習者には，自らが学習目標に到達するという責任を果たすように意識づけや役割，個人としての成果を求める必要があります。また**グループサイズを小さくすることも方法の1つです（3～4人程度がよい）**。

3）フェーストゥフェースでの促進的な相互交流

　学習者同士が援助し合い，励まし合い，褒め合い，学習目標の到達が促進されるための心理的安全性が高い環境をつくり，このメンバーなら学習目標を達成できるという集団効力感を抱かせることが必要です。

4）ソーシャルスキルや小集団の運営スキル

　学習者には，グループ活動を円滑に進めるための言動や立ち居振る舞いが求められます。共同作業を行うにあたっては，指導力，意思決定能力，信頼関係の構築，コミュニケーションスキル，意見の対立をマネジメントするスキルも求められます。**ソーシャルスキル**や共同作業に必要なスキルは，看護実践においても重要なので，**協同学習においてはこれらの獲得も目的となり得ます。**

5）集団の改善手続き

　グループワークに対して，よかった点やどのようにすればもっとよくなるのかを振り返る機会を設けるとよいでしょう。

▶ そのグループワークは本当に効果的なのか

　上述したように，グループはタイプの異なるメンバーで編成することが基本です。同じ学校の同じクラスメイトとのグループワークは，「異なる」とは言い難い部分もあり，協同学習の効果を最大限に引き出せない可能性も十分にあります。本当にグループワークのほうが，個人ワークより価値があるものなのかをしっかりと検討して用いるべきです。

　もし，他者の異なる意見や価値観に触れることを目的としたワークでない場合は，**グループワークを行う前後に個人ワーク（学習者自身で考える時間）を設ける，学習者個人が考えたことをアウトプットしてみることで，考えが整理できているか，知識の理解が適切かを，互いに発表し相互フィードバックする場としてグループワークを用いる**ことをお勧めします。

「不安」「緊張」を和らげる
──心理的安全性を確保する

ポイント ▶ 緊張緩和や不安解消に向けて，心理的安全性を確保するための策を講じる

▶ 授業にも欠かせない心理的安全性

　対面授業でも，質問や発言を求めても積極的な反応がない，グループワークがイマイチ盛り上がりに欠け一部の学生だけが発言している，といった経験をしている方は多いのではないでしょうか。オンライン授業ではそれらに加え，同じ場所にいないため学生の姿勢や表情，しぐさなどの情報が捉えにくい，場の空気感が読みにくい，話し出すタイミングがつかみにくい，意思疎通が図れないといった問題が発生します。教師との関係性や学生間の関係性が構築されていない場合は，緊張や不安の緩和に時間がかかり，グループワークでの学生間のやり取りが盛り上がる前に授業時間が終わってしまうということもあります。

　Googleが実施した社内調査[3]で，チームの生産性向上には「**心理的安全性**」の高さが重要であることが報告され，話題となりました。心理的安全性とは，**対人関係におけるリスクがない状況**のことで，「関連のある考えや感情について人々が気兼ねなく発言できる雰囲気をさす」と定義[4]されています。授業，特にグループワークにおいて重要な要素です。

　心理的安全性を脅かす要因としては，緊張のほか「無知だと思われる不安」「無能だと思われる不安」「邪魔をしていると思われる不安」「ネガティブだと思われる不安」の4つの不安があるとされています[5]。

　教師と学生間のやり取り，グループワークなどでの学生間の相互交流を活性化するには，**緊張緩和や不安解消を図る工夫をし，心理的安全性を確保できるような取り組み**をする必要があります。

▶ 緊張や不安を緩和し，心理的安全性を確保する工夫

●「知らないこと」「できないこと」が悪いことではないことを示す

　先の4つの不安を抱えたままだと，どうしても質問や意見表出が減ってしまいます。その結果，取り残される学生が発生してしまったり，「他者の異なる意見や価値観に触れ，多様な意見や自己との違いに気づく」というグループワークのメリットが得られなくなります（p.65，66）。

　授業やグループワークの開始時に，**「知らない／できないからこそ学習の機会が**

あるので，知らない／できないは恥ではない」「知らないことを知らないままにして
おくほうが問題」といったことをしっかりと学生に伝えるようにします。

● アイスブレイク

「知らないこと」「できないこと」が悪いことではないと示しても，グループワー
ク開始時の緊張感は完全にはぬぐい切れません。そこで，アイスブレイクをお勧め
します。**アイスブレイクとは，「人と人のわだかまりを解いたり，話し合うきっか
けをつくるためのちょっとしたゲームやクイズ，運動などのこと」**です[6]。アイス
ブレイクは，朝一や昼食後に眠気を感じて注意力を欠く場合にも有用です。

アイスブレイクにはいろいろなものがあり，オンラインの場合でもチャットや
Googleスライドなどを活用して実施できます。下記に紹介するサイト以外にも
Web上でさまざま紹介されていますので，検索してみてください。

アイスブレイク集[6] https://www.faj.or.jp/facilitation/tools/

● 相手に親しみをもてる情報を伝える

教師やグループワークの相手が「何者かまったくわからない」ということはない
かもしれませんが，よく知らない相手では，警戒心や先の4つの不安を抱くのは当
然です。その緩和には，**「親しみ」を感じられる**ことがポイントとなります。例え
ば，最初の授業やグループワークの開始時には挨拶や自己紹介をする機会を設け，
そこで，趣味や最近のはまり事，最近の失敗等を発表してもらうようとよいでしょ
う。

グループワークに欠かせない一体感
──集団効力感を育む

ポイント
▶ チェックイン，ルール決め，ゲームでグループメンバーの一体感をつくる

▶「自分にもできそうだ」と思えること

　　前項で心理的安全性の重要性を述べましたが，単なる仲良し関係を構築し，言いたいことを言える居心地のいい環境をつくればよいというわけではありません。学習目標到達には，**学生自身の課題をやり遂げる意思，自律的な行動**が欠かせません。

　　学習目標に向けた自律的な行動は，「**心理的資本**」とも呼ばれます[7]。心理的資本には，「希望」「自己効力感」「レジリエンス」「楽観」という構成要素があるといわれています。特に，「**自分にもできそうだ」という自己効力感は，学習に主体的に取り組むために重要な要素**となります。難しい学習課題に対しても，どのように解けばよいのかを例示し，適切なフィードバックを与え，学習課題をクリアしていくという成功を積み重ねてもらうことが，「自分自身でできた」「自分でもやっていける」という自己効力感の獲得につながります。とはいえ，初めて学ぶことや難しい学習課題に対して，初めから「自分にもできそうだ」と感じるのは難しいでしょう。そこでポイントとなるのが，**一緒に学び合う仲間の存在**です。

　　自己効力感をグループという集団に拡張したものに**集団効力感**[8]があります。集団効力感とは，「**このメンバーとならやっていける」「あの人がやっているなら，自分もできる」「あの人がやっているように自分もやってみよう」というように，学び合う仲間を互いに感じること**です。ひとりでは自信がなくても，グループのなかで集団効力感が得られれば，グループワークの活性化，そして学習者個人の主体的な学習行動にもつながっていきます。

▶ 集団効力感の醸成に向けた方略

● チェックイン

　　チェックインというと，ホテルや空港で到着した際に行うこと，到着の知らせのことをイメージするかと思います。これを，グループワークを始める前に行います。グループメンバー全員が必ず自己紹介（氏名・所属学科など）や意気込みなどを発言することで，これから一緒に学習課題に取り組む**メンバーとの関係性を構築するきっかけ**になります。チェックインは，グループメンバー内の心理的安全性を

高める意味合いもあるので，シンプルな挨拶だけでなく，「趣味」「ストレス発散法」など，親しみがもてるような内容を入れておくことが効果的です。

● チームビルディング・ゲーム

学習目標の達成に向かって，グループメンバーが気持ちを1つにまとめるための方法として取り入れやすいものには，**チームビルディング・ゲーム**があります。このゲームの良いところは，そのなかで**コミュニケーションが自然と発生する**ことです。また，情緒的な体験を共有できますし，競争性をもたせることで積極的に取り組んでもらえます。

ゲームには笑いが生まれるもの，頭を使うもの，メンバー間でのコンセンサスが必要となるものと，さまざまなタイプがあります。**ゲームをその後に続く学習の準備運動として位置づける**とより効果的です。ただ，ゲームで楽しく盛り上がったことによりグループワークの時間が削られることがないように，配慮は必要です。学生同士の関係性やグループワークの経験の程度などによって，ゲームを選択してください。

オンラインでは学生が一緒に身体を動かすようなゲームは難しいですが，自宅内借り物競争（お題に応じて自宅内にある物をカメラ前まで持ってくる），NASAゲーム（宇宙で生き残るのに必要なものの優先順位を決める）など，実施可能なものもいろいろあります。ここで，オンラインで実施できる簡便なものを3つご紹介します。

1) 陽口（ひなたぐち）ゲーム

①オンラインでつながっているメンバー1人の音声とビデオを1分間OFFにする。

②残ったメンバーは，1分間で陰口の反対となる陽口を思いつく限り語り合う。

③1分経過後，音声とビデオをOFFにしていた学生はこれらをONにして，他者から見える自身の良いところをフィードバックしてもらう。

④上記を，メンバーが1周するまで繰り返す。

普段の生活のなかで他者から褒められる機会は意外とないので，フィードバックを受けた後は少し恥ずかしい気持ちになりながらも，良い気分でグループワークをスタートできます。また，これらは「他者の魅力や強みを観察し，思考する」という時間にもなるので，グループワークを行ううえでのメンバーの個性や特徴，グループ内の強みや資源に気づくきっかけにもなります。

2) 思考当てゲーム

①グループメンバーの1人が，ある条件（食べ物や乗り物，家具など）のなかで何か1つのものを思い浮かべる

②他のメンバー内でディスカッションしながら正解を導き出すための質問をする。ただし，質問はyes，noで回答できるもので，5回までとする（それは固いですか？　それは○色ですか？　など）

③5回の質問の後に，問いを発したメンバーが正解を目指す

正解を目指してディスカッションすることで，遊びを通じたコミュニケーション

の活性化が期待できます。

3) 積み木式自己紹介

①1人目が自己紹介をする

②2人目以降は，それまで自己紹介をした人の氏名や内容を覚えておき，自分よ
り前に行われた自己紹介に重ねて自分の紹介を始める

③3人目以降も同様に自己紹介をする

※後に続く人の難易度がどんどん上がっていく

他者の理解が進むといった点でもシンプルかつ効果的なゲームになります。

● グランドルールの設定

グループワークの活性化させるために，あらかじめ**グランドルール（行動規範）**を決めておきます。**グランドルールは，メンバーの合意を得ることが重要なので，チーム全員で話し合って決めてもらう**ようにします。決めるのが難しい場合は，以下のようなグランドルールの例を示し，そのなかから選択してもらうのもいいでしょう。

グランドルールの例

・メンバーが話し出したら，途中で話を遮らず最後まで聞く

・メンバーのどんな意見に対しても否定しない

・必ず1回は発言する

・思いついたことは，恥ずかしがらず発言する

・建設的なディスカッションを心がけ，意見を述べる際は「付け加えるとすれば」「あえて言わせてもらうと」などの枕詞をつける

・相手を責める言い方にならないよう「私の意見は〜」のようなアイメッセージを意識する

「チェックイン」「チームビルディング・ゲーム」「グランドルールの設定」は，1つのセットとして実施することがお勧めです。

事例

グループワーク活性化に向けた演習導入

✓ チェックポイント

▶ 実施する内容や実施時間を明確に提示する

　　ここでは『臨床推論における仮説演繹法を学ぶ演習（グループワークあり）』を実施する前に，心理的安全や集団効力感の醸成に向けたチェックイン，アイスブレイクを兼ねたチームビルディング，グランドルールの設定という一連の導入例をご紹介します。

▌チェックイン：グループメンバー間の挨拶

> 今日の臨床推論の演習は，グループに分かれて行いますので，まずはグループメンバー同士で，①今日の演習への意気込み，②最近のはまり事（マイブーム）の2つを紹介し合ってください。
> 時間は1人1分でお願いします。

> ●堅苦しい雰囲気を取り除き，グループメンバーに親近感を感じられるよう「最近のはまり事」を発表してもらう
> ●ブレイクアウトルームに分かれた後は教員がすべてのグループの状況を把握することが難しくなるため，すべきことを明確に示し，1人○分というように時間も必ず提示しておく
> ●初対面同士であれば，最初に氏名を名乗ってもらう

> それでは，グループに分かれます。
> 自己紹介の順序は，誕生日の日が若い人から順に発表してください。

> ●グループに分かれた後も，話し出すきっかけがつかめず沈黙が続くグループも出てくる。あらかじめ順番を決める方法を伝えるとともに，学生が必ず一言は発する必要がある内容にする。これが，緊張感を緩和するきっかけの1つとなる

（ブレイクアウトルームに分かれてもらう）

▌アイスブレイクを兼ねたチームビルディング・ゲーム

　　チェックインに続いて，画面上のさまざまな物が変化する動画（Test Your Awareness　https://youtu.be/ubNF9QNEQLA）を用いて，その変化の発見個数をグループメンバーで競うゲームを行います。

> ●紹介しているもの以外にも，「脳トレ動画」などのキーワードでWeb検索すると，いろいろと利用できる動画が公開されている
> ●仮説演繹法の仮定における情報収集の大切さを伝えるため，変化を探すというゲームを選択している
> ●ブレイクアウトルームへの移動が頻回になるので，あらかじめブレイクアウトルームの時間やカウントダウンの設定をオフにするなどの調整をしておく

> まずは，動画を見てください。

動画を最初から 0：53 まで再生します。

> 今の動画で，何か気づいたことはありますか？
> 実は，動画の最初と最後で変化していた箇所が複数あります。もう一度見てもらいますので，変化している箇所の発見数を，グループで競いましょう。
> まずは，少しでも多く発見するために，グループメンバーで作戦会議をしましょう。作戦会議は 2 分とします。それでは始めてください。

●何気なく見ているだけでは，変化していること（情報）に気づかないことを
　理解してもらうため，まずは変化していることを伝えず視聴してもらう

ブレイクアウトルームに移ってもらい，2分後にメインルームに戻ってきてもら
います。

> それでは，もう一度動画を見てみましょう。

動画を0：00から0：53まで再生します。

> グループ内での発見できた個所を共有して，発見個所の数の合計してみてく
> ださい。確認時間は2分です。それでは共有し数えてください。

ブレイクアウトルームに移ってもらい，2分後にメインルームに戻ってきてもら
います。

> グループの代表者は発見数をチャットに書き込んでください。

チャットの確認状況を確認します。

> 変化していた箇所の解答動画を見てみましょう。

動画を0：54から再生します。

> 実は，この動画を用いたのには意図があります。動画も注意深く見ないと変
> 化していたことを見逃してしまいます。
> 看護においても，患者さんを何の意図もなく見ているだけでは，重要な情報
> を見逃してしまったり，状態変化を見落としてしまいます。患者観察も，観
> 察すべきことを意識し注意深く見ることや，頭から足先をしっかりと観察す
> ることが大切です。

グランドルールの設定

> 今からの演習は，グループメンバー間での意見交換が重要となります。ワークを行ううえでのルールをグループごとに決めましょう。
> ルールは，スライドに示すものから選んでもいいし，グループメンバーで自由に決めてもかまいません。ただ，決めたこと絶対に守るようにしてください。それでは，2分間で決めてください。

　ブレイクアウトルームに移ってもらい，2分後にメインルームに戻ってきてもらいます。

学習者全員が意欲的に取り組むには
——エンゲージメントを高めるポイント

ポイント

▶ 学習者に学習目標を明確にイメージしてもらう
▶ 学習者は何をすべきなのか，学習課題を明確・明瞭に示す
▶ 学習者が没入できる学習課題を課す

▶ オンラインではより重要なエンゲージメント

エンゲージメントとは，何かに没頭している心理状態のことです。学習者全員が，意欲的・積極的に学習に取り組んでもらうことは，学習効果を高めることにもつながるため，エンゲージメントの促進要因，阻害要因を知っておくことで，学習方法に活かすことができます。オンラインは，画面越しや掲示板・メールなどの文字によって他の学習者とつながっているものの，孤立感を抱きやすくなります。そのため対面より一層，エンゲージメントを高めることが重要です。

エンゲージメントには，行動的側面，感情的側面，認知的側面があると言われており，それぞれの側面におけるエンゲージメントの状態は**表11**のようになります。

表11　エンゲージメントと非エンゲージメント

	エンゲージメント	非エンゲージメント
行動的側面	行為を始める 試行する 持続的に取り組む 没頭する	受動的 あきらめる 準備不足 落ち着きがない
感情的側面	興味を示している 楽しんでいる 満ち足りている 誇りを感じている	興味がない 退屈している 不安げである 恥じている
認知的側面	目的を自覚している 積極的に参加する チャレンジを求める 熟達を目指す	無目的である 気の進まない様子である 回避的である 絶望している

文献 9）Skinner EA, Kindermann TA, Connell JP, and Wellborn JG：Engagement and disaffection as organizational constructs in the dynamics of motivational development. In Wenzel KR & Wigfield A(Eds.), Educational psychology handbook series. Handbook of motivation at school, pp223-245. New York, Routledge/Taylor & Francis Group, 2009 をもとに作成

▶ エンゲージメントの大事な3つの促進要因

エンゲージメントの促進要因としては，興味・関心を引く内容を扱うことや，心理的安全性を保つことはもちろん，それ以外に以下の3点の対策が非常に重要となります。

1）学習目的・学習目標を理解して授業に臨めるようにする

研修転移[注]の研究において最も影響があるのは，研修前の上長のかかわりであると言われています[10]。また，**新しい学習をする前に，学習目的や学習目標，カリキュラムを学習者にあらかじめ提示する**ことで，学習者は授業構成に沿って理解しようとしたり，既知の情報と結び付けたりすることで学びやすくなるので，エンゲージメントの促進につながります。

2）明確で明瞭かつ丁寧な言葉を使った学習課題を課す

学習者が，学習課題は与えられたものの何をしたらよいのかを理解するために，何度も課題文を読み直さなければならなかったり，誰かに質問や確認をしないと理解できないような状況にあったりすると，それだけでやる気が削がれたり，困難さが先行してしまったりします。オンデマンドでは，**何をすべきなのかが特に明確で明瞭に示されている**ことがエンゲージメントを促進する要素になります。また，この場面で熟達者はカタカナ用語や専門用語を用いがちですが，できれば避けたいものです。例えば，カタカナ用語の場合，その意味や概念をしっかりと捉えられていないことがあるからです。認識の齟齬が生じにくく，かつ丁寧（＝誰が読んでもわかる）な言葉を用いることは，エンゲージメントの促進につながります。

3）達成感・自己効力感を感じられること

達成感や自己効力感は，その後の授業に影響します。学習者に達成感や自己効力感を感じてもらうためには，着実に知識・スキルを獲得できるよう授業内容を段階的な構成にすることが大切です。授業の冒頭で臨床に即した課題に取り組み，今の自分では解決できないことを自覚させたあとに学習支援を行い，最初に解決できなかった課題を解決できるようになるという成功体験をさせることが，達成感や自己効力感につながります。

また，評価者によって評価が異なるといった納得のいかない評価をされると，不信感を抱くことにつながります。これは演習や実習でも同じです。そのようなことが起きないよう，公平かつ客観的な評価が行われていることは必須です。

注：研修のなかで学ばれた知識やスキルが実践で活かされているか

❗ ワンポイント講座

言語情報は教えないという学ばせ方

▶「覚えてから解く」ではなく「解きながら覚える」

　教育機関では，言語情報を覚えるという「基礎」から始め，知的技能の練習，知的技能と運動技能の組み合わせといった「応用」へ学習を進めるのが一般的です。しかし，「基礎」を学ぶ授業は終えているはずなのに，演習や実習の前には言語情報を忘れてしまっているということはよくあります。

　言語情報は，試験対策としての丸暗記の学習になりがちです。丸暗記が悪いとはいえませんが，言語情報は必要となる時に調べればすむ場合も多いのです。「必要な知識は使っているうちに覚える」ことは多くの読者が体験しているかと思います。言語情報のみを覚えるより，それを応用する知的技能の演習等を行うことで，結果的に言語情報も覚えることにつながるので，効果的かつ効率的ではないかといわれています[11]。わからないことを効率的に調べるスキルは，臨床に出たら必要になります。そのスキルを学生のうちに習得しておくことは，社会人への移行を促進することにもなります。

▶断片的・単純化した問題からではなく複雑な問題から

　数多くのインストラクショナルデザイン（instructional design：ID，教育設計）のモデル・理論に共通する方法をまとめたものとして，「IDの第一原理」と呼ばれるものがあります（**表12**）[12]。この原理の注目点は，最初の要件が「1. 現実に起こりそうな問題に挑戦する」であることです。臨床で遭遇する，複雑で社会性の高い問題において，臨床看護師はどのように知識・スキルを使っているのかを教えることが，看護のおもしろさや奥深さを感じるアフォーダンス注になります。

表12　IDの第一原理

> 1. 現実に起こりそうな問題に挑戦する（problem）
> 2. すでに知っている知識を動員する（activation）
> 3. 例示がある（tell meでなくshow me）
> 4. 応用するチャンスがある（let me）
> 5. 現場で活用し，振り返るチャンスがある（integration）

　学生の場合，知識や経験がないという理由で，演習で使う事例は断片化された単純な問題を選択・作成することが多いと思います。段階的に学んでいくためのやり方が決して悪いわけではありませんが，その断片化された単純な問題が，臨床で看護師に求められる認知的要求に一致しているのかは再検討すべきだと思います。例

注：環境が人間に影響を与え，感情や動作が生まれること

えば，演習で提示される事例は，患者情報を教員が与えてしまっていることが多い
のですが，臨床では膨大な情報が記載されたカルテのなかから重要・非重要を考え
判断し，患者情報を収集することになります。事例は一場面のとある瞬間を扱いま
すが，実際は刻々と変化する症状のなかで対応を求められ，対応を間違えれば死に
至ることもあります。

　このように演習と，実習や臨床での看護実践に求められている認知的要求との間
に乖離があると，演習で学んだことを実践に適用するにもトレーニングされていな
い認知的処理が多く，実践で学びを活かすに至らないという状況に陥ります。断片
的・単純な課題をいくつもこなすより，臨床で遭遇する複雑で社会性の高い問題を
提示し，時間をかけながらでもよいので，解決していく学習のほうが卒業後の看護
につながる可能性があります。

事例

授業に向けての知識習得度をそろえる事前課題

✔ チェックポイント

▶ 授業目標は共通言語で具体的に開示する
▶ 授業の導入で全体像を見せる
▶ 学習者が無記名で意見を表明できる設計を準備する

　エンゲージメントを高めるために学習課題を示すときには，カタカナ用語等を使わないようにと述べましたが，「エンゲージメント」がまさにそのカタカナ用語です。エンゲージメントという用語をすでに納得のいく明確な語句に落とし込めている人は「なるほど」と読むことができたと思います。エンゲージメントをぼんやりとしかとらえられていない方は本項を飛ばし読みたくなってしまうかもしれません。そんな方も今回はちょっと我慢して目を通してもらえると幸いです。

授業目標は共通言語を用いて具体的に

　学習課題を明確かつ明瞭にするということは，学習者の準備状況に合わせて考える必要があります。例えば，本項の学習目標は「エンゲージメントを高めるポイント」を読者に伝えることであり，みなさんの本項における学習目標は以下のようになります。

エンゲージメントを高めるポイントを説明できる

　ここで注意したいのは「エンゲージメント」は全員が共通した意味を想起する明確な言葉とは言いがたいことです。エンゲージメントと聞いて意味を想起できない場合，その後の文章は退屈なものになってしまうでしょう。そこで，誰にでもわかる共通言語を用いて書いてみます。

学生が授業に没頭できる心理状態をつくるためのポイントを説明できる

　少しよくなりました。これなら読んでみようと思ってもらえるかもしれません。無理にカタカナ用語を使わないほうが共通の認識が得られそうです。ただ，まだ少

し漠然としています。

> 学生が授業に没頭できる心理状態をつくるためのポイントを説明できる
> ・学生が目的を自覚して授業に参加できるよう授業設計できる
> ・学生が興味を示す授業設計ができる
> ・学生が楽しんで授業に参加できる授業設計ができる

　こうなると自分が本項で何を学ぶことができるのかをさらに具体的にイメージすることができますし，この後の項目を読む目的が読者目線でも明確になります。目的を自覚することで読む姿勢も変わってきませんか？

授業の導入で全体像を見せる

　次の目標は「学生が興味を示す授業設計ができる」です。授業の**内容**ではなくて，**設計**で興味をもってもらえるように工夫できればいろいろな科目に応用できます。
　本項で提案したい学習者が興味を示す授業設計は「**冒頭で全容を見せる**」というものです。その見せ方は臨床事例を通したものがよいでしょう。授業の内容に入る前に，**これから講義する内容を理解することで，このような事例に対応するための知識がつく**ことを示すのです。どんな絵ができ上がるのかわからない状態でジグソーパズルに取り組んでも楽しくないですし，つくるのも難しいですよね。
　例えば**図22**のような設計はどうでしょうか。

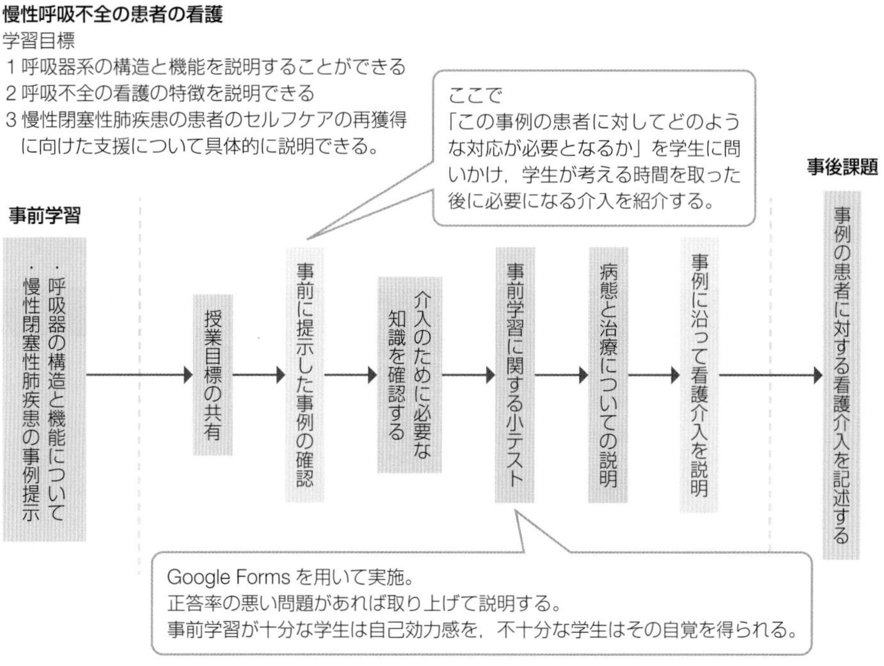

慢性呼吸不全の患者の看護
学習目標
1 呼吸器系の構造と機能を説明することができる
2 呼吸不全の看護の特徴を説明できる
3 慢性閉塞性肺疾患の患者のセルフケアの再獲得に向けた支援について具体的に説明できる。

ここで
「この事例の患者に対してどのような対応が必要となるか」を学生に問いかけ，学生が考える時間を取った後に必要になる介入を紹介する。

事前学習

事後課題

・呼吸器の構造と機能の事例提示
・慢性閉塞性肺疾患の事例提示

授業目標の共有

事前に提示した事例の確認

介入のために必要な知識を確認する

事前学習に関する小テスト

病態と治療についての説明

事例に沿って看護介入を説明

事例の患者に対する看護介入を記述する

Google Forms を用いて実施。
正答率の悪い問題があれば取り上げて説明する。
事前学習が十分な学生は自己効力感を，不十分な学生はその自覚を得られる。

図22　「慢性呼吸不全の患者の看護」の授業設計

授業の導入で終了時の目指す状態を示すために，事例に対する看護介入を最初に考えてもらいます。講義の前に具体的な看護介入を提示することは，おそらく学習者にとっては難しいでしょう。ここで現状の知識では事例に対応できないことを自覚させ，この講義で習得すべき知識を明確にします。不足の自覚と，それを習得する成功体験の機会を意図的につくることで興味をもてるようにします。

学習者が無記名で意見を表明できる場を用意する

最後に「学生が楽しんで授業に参加できる授業設計」についてです。これについてはいろいろな方法があると思います。ここでは問いかけと無記名での意見収集を盛り込む方法として，Cisco Webexが提供する**Slido**（図23）というサービスを使った方法を紹介します。

図23　**画面A**のように，学習者にQRコードを提示し，再生ボタンで投票を開始します。アクセスすると**画面B**に示すように学習者のスマートフォンに専用のページが表示され，いつでもチャットを送ることができるようになります。

事前あるいはその場でいろいろな種類の投票を設定することができ，教員が投票を開始すると学習者のスマートフォンには投票用のページが表示され，種類に合わせた投票が行えるようになります。

問いかけに対して無記名で回答できるような設計を用意することで，学習者は**心理的安全性**を保ちつつ積極的な意見の開示を行うことができ，他者の意見に触れたり教員と双方向のコミュニケーションを取ったりすることで，楽しんで授業に「参加」できるようになります（図23　**Ex1**）〜3））。学習者からは「**無記名なので意見を書きやすかった**」「他の人の意見を見ることができたのでおもしろかった」との感想が寄せられ，学習者のニーズにも合っているようです。オンライン講義でも簡単に活用できます。問いの性質に合わせてさまざまな形式での設定が可能です。

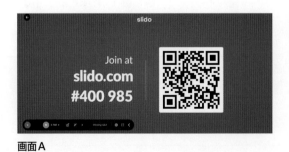

画面A

図23　Slidoの画面　　　　　　　　　　　　　　　　　　画面B

Ex1）Word Cloud

オープンクエスチョンの回答を頻出語をまとめて雲のように描いたもの
文字数が少ない回答を想定した問いに適した方法

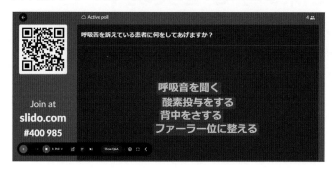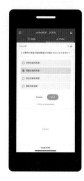

Ex2）Open text poll

オープンクエスチョンの回答を1つずつ吹き出しで抽出する

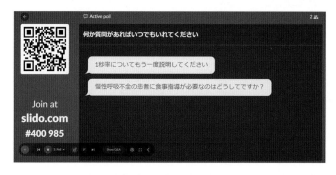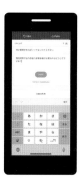

Ex3）Multiple choice

多肢選択の問いで回答の割合を共有する

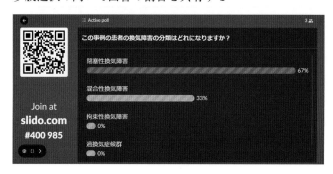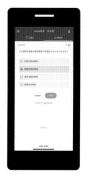

図23　Slidoの画面（つづき）

主体的で深い学びを実現！
——「問いかけ」の道筋

ポイント

▶ 問いは主体的・対話的・深い学びを促進する手法であるが，使い方を間違えれば逆効果にもなる

▶ 学習目標に導くように問いを使う

▶ 問いで聞き手を困らせない

　みなさんはこれまでに，漠然とした質問に対してその意図が読み取れず，困るといった経験はなかったですか？　授業では学習者の思考を促すため「問いかけ」が行われますが，みなさんはその問いで，聞き手を困らせていないでしょうか？

　主体的・対話的・深い学びであるアクティブラーニングが積極的に取り入れられているなか，実際に起こりそうな状況に対して，学習者の思考を促す学習活動も多く取り入れられるようになっています。この学習活動に不可欠なのが「問いかけ」です。**「問いかけ」は主体的・対話的・深い学びを生む**，とてもパワフルな手法である一方で，「問いかけ」の仕方を誤ると学習効果が出ないばかりか，冒頭のように学習者に困惑を与えるものになってしまいます。

▶ 問いかけは繰り返すもの

　「問いかけ」は，何を問うているのかが明確であり，かつ，それを相手が理解できるものでなければなりません。学習目標に到達してもらうためには，1つの「問いかけ」で事足りることはほとんどありません。図24のように，学習者に**さまざまな種類の問い**を与えます。例えば考えるきっかけとなる問いかけをし，時にゆさぶりをかける問いを提示する，そして，軌道修正を促す「問いかけ」を行うなどして，学習者を学習目標へ到達するように導きます。

　したがって「問いかけ」は，やみくもに行っても意味がありません。**学習者にとって，考える意義があり，学習目標を満たす内容であることや，現実の看護・保健領域の文脈に即した内容であり，学習者にとって，興味や関心がわくこと**が求められます。「問いかけ」を中心にした授業は，おのずと主体的・能動的な学習となります。さらに「問いかけ」を中心にした授業を繰り返すことで，今後の医療界においても重要となる創造性，批判的思考，問題解決，学び方の学習といったスキルを養うことにもつながります[13]。

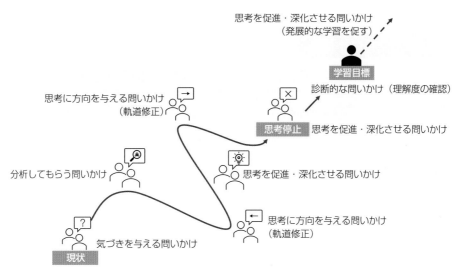

図 24　学習到達に向かうための「問いかけ」イメージ

❶ ワンポイント講座

アクティブラーニングの本来の意味

　中央教育審査会では，アクティブラーニングを「教員による一方向的な講義形式の教育とは異なり，学修者の能動的な学修への参加を取り入れた教授・学習法の総称。学修者が能動的に学修することによって，認知的・倫理的・社会的能力，教養，知識，経験を含めた汎用的能力の育成を図る。発見学習，問題解決学習，体験学習，調査学習等が含まれるが，教室内でのグループ・ディスカッション，ディベート，グループ・ワーク等も有効なアクティブラーニングの方法である」[14] と定義しています。これを受けて，授業にグループ・ディスカッションなどをより取り入れている教員も多いと思います。

　また，「アクティブラーニング」をインターネット検索すると，ラーニング・ピラミッドと呼ばれるものが紹介されているのをよく見かけます。この図の解説のほとんどが「グループ討議」「自ら体験する」「他人に教える」が能動的学習（アクティブラーニング）であり，「講義」「読書」「視聴覚」「デモンストレーション」は受動的学習であると説明されています。妥当な部分もあるような気になりますが，ラーニング・ピラミッドは実は根拠がないゾンビモデルだとも言われており，そのことを押さえておかなければなりません[15]。グループ・ディスカッションにおける社会的怠惰の発生，つまり「指示されたから」「乗り気でないが」体験するという学生に教える，という状態は能動的な学習とは言えません。一方で，自ら書籍を読む（読書）は能動的な学習と言えるのではないでしょうか。

　アクティブラーニングを捉えるにあたり重要なことは，何かしらの学習法を用いたとしても必ずしもアクティブラーニングになるわけではないということです。アクティブラーニングの例をまとめた資料[16]もありますので，それらをぜひ参考にしてください。そして，学習法を使うことが目的化してしまわないよう注意し，学習者が積極的・能動的に学習に臨めるような方策や学習環境の構築に努めていきましょう。

　最後に根本・鈴木が提唱するアクティブラーニングの定義をご紹介します。

『学習者自身が学習に責任をもつことを重視した複数の教授モデルを表す包括的用語』[17]

戦略的な問いで学習目標に誘う授業

▶ 考える価値のある問いであることを学習者に伝える事前準備をする
▶ 目標に向かったプロセスとして設計する
▶ 「問いかけ」に対する応答を得る手段を「問い」の種類ごとに準備する

　　ここでは1つの講義のなかで，目標達成のために4段階の問いかけを用いてインタラクティブに展開した授業設計を紹介します。事前の準備から，学習者にどうやって問いかけに応えてもらうかを示していきます（**図25**）。

具体的な問いかけ

授業テーマ：行動変容モデル
開講年次　4年生
学習目標
　1. 行動変容モデルについて説明できる。
　2. 患者の行動変容を促す支援を考えることができる。
実施方法：Zoomを用いて遠隔でインタラクティブな授業を実施する。

問いかけ1　**講義の内容と臨床をつなぐための問いかけ**
　「実習で困った経験はないですか？」
問いかけ2　**患者の個別的な背景を理解する重要性を知ってもらうための問いかけ**
　①「体重を落とさないといけない患者さんが運動を始められない要因はどんなことでしょう？」
　②「ダイエットをしたいと話す22歳女性。運動を始められない要因はどんなことでしょう？」

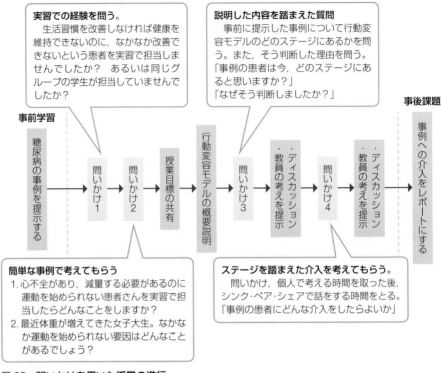

図25　問いかけを用いた授業の進行

問いかけ3　行動変容モデルに関する講義の理解度を確認し，活用につなぐための問いかけ
「事例の患者は行動変容モデルの何期にあたると思いますか？」
問いかけ4　知識を実際の介入につなげるための問いかけ
「事例の患者さんにどのような介入をしたいと思いますか？」

▌問いかけの解説

1）考える価値のある問いであることを学習者に伝える

問いかけ1は「今日の授業は臨床につながるんだ」ということを意識させるための問いです。実習での体験と講義の内容をつなげて，**考える価値のある内容である**と伝えることを意図しています（図26）。

2）目標に向かったプロセスとして設計する

この講義の最終目標は「支援を考えることができる」ですので，ここに向かって問いかけを段階的に発展させていきます。「導入で講義の内容と臨床をつなぎ」「行動変容モデルを用いた個別的なアセスメントの重要性を伝え」「行動変容モデルの活用法について学習し」「具体的な介入方法を検討する」という設計になっています。

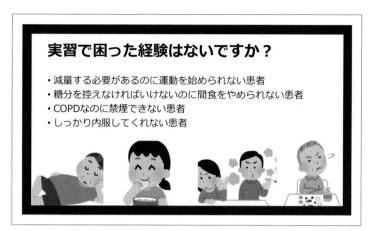

図 26　問いかけ 1 が求める内容

3）応答を得る方法を検討

　講義で問いかけたはいいものの，誰からも応答がなくシーンとしてしまうことってありますよね。仕方なく学籍番号で指名してマイクを渡して答えてもらうようなこともあると思います。そこで，無記名で学習者の考えを表明できて，それを全体で共有できるようなツールを使えば，学習者はマイクを持った時よりも思ったままの意見を表明してくれます。

　問いかけ 2-②では，それぞれ学習者ごとに違う考えをするということが共有されて，「患者背景による個別的な要因」に気づくことができます。

　図 27〜29 は，Mentimeter（https://www.mentimeter.com/）という Web サービスを使って学習者の回答を集計したものです。

　また，答えがあるような択一の問いを用いることもあると思いますが，これも無記名で表明できれば心理的安全性が担保され，学習者は積極的に参加してくれるようになります。学習者の回答を確認し，理解度によって説明を重ねるか先に進むか選択することもできます。

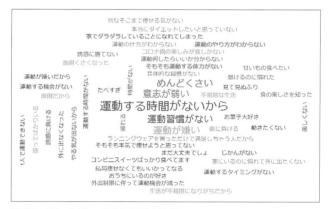

図 27　Word Cloud での結果の共有

　問いかけたままにしないことが，問いかける者の責務です。「考えさせるために問いかけているのだから，学習者がそれぞれ考えてくれればそれで良い」と投げっぱなしにするのではなく，解答を示さなくとも共有してフィードバックすることは必須だと思います。

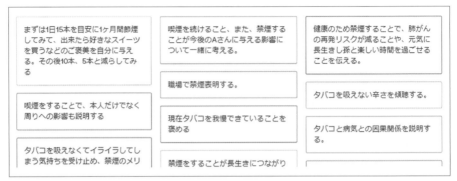

図28　Open Ended での結果の共有

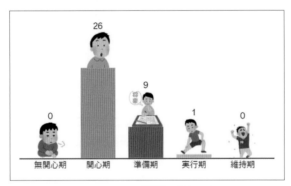

図29　Multiple Choice での結果の共有

オンラインだからこそ「見える化」を意識する
——学習者の様子をつかむ方法

ポイント

▶ Web会議システムで使える機能をうまく利用する
▶ クラウド型ツールをうまく利用する

▶ 状況をつかみにくいオンライン

　授業は，いろいろと準備をして臨んでも想定通りに進むことのほうが少ないものでしょう。対面型であれば学習者の表情，しぐさ，姿勢などの反応を見ながら説明方法を変えたり，再度説明したりするなどして臨機応変に行っていきます。また，言葉では表現しにくいのですが，教室の雰囲気などから何かを察するということもあるでしょう。何かしらのアクティビティを実施する場合も，同一会場であれば会場を見渡し，学習者間の会話状況，手の動きなどから，「作業に戸惑っている」「つまずいている」「順調に進んでいる」などの学習の進捗状況が把握しやすく，学習者やグループへの支援を比較的実施しやすい状況にあります。

　一方で，オンライン教育は，場所や時間を問わず，教育を提供できるというメリットはありますが，得られる情報量が対面に比べ少なくなってしまうため，学習者の反応を得にくい状況にあります。さらに，Web会議システムのカメラをオフにされてしまうと，何も見えなくなります。

▶ オンラインでの見える化手法

　アクティビティに関しても，グループワークであればブレイクアウトルーム機能を利用しますが，その場合，ホスト画面（メインルーム）からいなくなるので，それぞれのグループで何をしているのかはまったくわかりません。任意のブレイクアウトルームに移動はできますが，グループ数が多い場合はルームを回るだけでも大変で，状況把握は困難になります。ここで「やっぱりオンラインはダメだ」と結論づけてしまうのではなく，**反応やアクティビティでの取り組み状況を意図的に「見える化」するように仕向ければよい**のです。以下に「見える化」に使える方法をいくつか紹介します。

● カメラオン・ジェスチャー

　同期型で行う際に，カメラがオフだと学習者の表情すらわからないので，まずはカメラをオンにするのが一番簡単な見える化の方法です。教員側がスライドなどの画面共有をしていると，学習者個々の画面を確認しにくくなります。そのような場合は，スライド画面共有用と学習者の様子を確認しやすくするためのモニターを2台用意する，あるいは端末を2台用意するとよいでしょう（スライド用と学習者の顔：ギャラリービュー用）。また，学習者に「理解できた」「次に進んでも大丈夫」等をジェスチャーで表現してもらうといったことも有用です。

　またワークシートへの記述などを課す際は，顔ではなくワークシートを映してもらうということも1つの方法です。

● チャット・投票・リアクション機能の活用

　多くのWeb会議システムでは，チャット・投票・リアクション（絵文字）を使うことができます。それらを駆使することで，学習者の理解度などを見える化することができます。

● クラウドツールへの入力

　ブレイクアウトルームに分かれる際には，クラウドツールでスライドなどを各グループの学習者と教員側とで共有し，アクティビティでの課題を共有しているスライドに入力してもらうような段取りにしておきます。教員側は，各グループのスライドをすべて開いておけば，各グループの進捗状況を把握しやすくなります。

カメラのオン・オフと「おもしろさ」

　遠隔授業で強く意識させられたのが「自分が学生からどのように見えているか」という視点でした。普段の講義では鏡が置いてあるわけでもないので，自分が話している姿を目にすることはありませんでした。でも遠隔授業中はどうしても自分が話している姿（というか顔）が目に入ります。これは劇的な変化でした。私にとってはとても気恥ずかしく，どうにも慣れないものでしたが，みなさんはどうでしたか。常に自分の顔を見ながら話すことに抵抗を感じ，「別に自分が映る必要はない」と，カメラをオフにしたいと思っている人も結構いるのではないでしょうか。もし本当に映す必要がないのなら，あんな気恥ずかしい思いをして，自分の顔のアップ画像を見ながら1時間半しゃべり続けるなんていう苦行に耐える必要はないのです。

　そんなことを思いながら，できればカメラをオフにしたい気持ちで，カメラのオン・オフについて，前向きに検討してみました。

　最近ではYouTubeをはじめとした動画配信サービスがいくつもあり，多くの人がそのサービスを利用しているようです。1日で100万回以上再生されるような動画もあり，いかに配信動画の閲覧という娯楽が多くの人に浸透しているかがわかります。「なぜ人はYouTubeの動画をそんなに見るのか」を考えることに，遠隔授業設計のヒントがあるかもしれないと思い至りました。

　例えば，YouTubeの戦略上の常識として「時間が長い動画は閲覧回数が増えにくい」というものがあるそうです。10分から15分の動画をいくつも配信することが，人気を得る秘訣の1つだそうです。講義においても90分話し続けるのではなく，短いチャンクに分けて集中力を維持できるような設計の工夫が必要でした。なるほど，YouTubeで人気を得ることと，集中できる授業設計には共通点があるような気がしてきました。

　カメラのオン・オフ問題に目を向けてみます。人気のあるYouTubeチャンネルでは必ずしも話し手が姿を晒しているかというと，そうでもありません。話す本人の姿が見えるかどうかで真っ先に思いつく違いは，ノンバーバルコミュニケーション（言葉に頼らない伝達のことで，身振りやしぐさなどの手段がある）で届けられる情報の量でしょう。話しているときの表情や身振り手振りの有無は受け手にとって大きな違いとなります。本人が姿を出していない動画では，その情報の少なさを音楽や効果音，あるいは字幕を用いて補っています。映像のクオリティを上げることでノンバーバルコミュニケーションの不足を感じさせないような動画もあります。とにかく，話し手が姿を見せずに閲覧者に楽しんでもらうために，ユーチューバーは視覚的に相当の工夫をしています。

　ここで忘れてはいけない前提は，現在の学生世代は「興味を引くキャッチーな動画素材が溢れた世界」を生きているということです。教育系YouTubeチャンネ

ルと呼ばれるものもたくさんあります。学生は中学，高校時代から有名な塾教員の授業を配信動画で見てきています。今の学生たちが画面越しに見る動画のほとんどは字幕がついていて，とても見やすく聞きやすくなっています。

　遠隔授業でパソコンの画面越しに受ける授業は，そんな見やすくて楽しい動画と比較されることになってしまいました。カメラをオフにする方向で前向きに検討してみましたが，そのためには相応の工夫が必要であり，それは非常に難しいものだということに気づきました。

　カメラオフが難しいことを象徴するような事例を１つ紹介します。ご存知の方もいらっしゃるかもしれませんが，YouTubeの人気チャンネルの１つに「中田敦彦のYouTube大学」というものがあります。元吉本興業の芸人の中田敦彦氏が歴史，文学などさまざまなジャンルについてホワイトボードを使って，身振り手振りを交えて授業するという内容の動画を主なコンテンツとしたもので，登録者は400万人を超える人気チャンネルです。このチャンネルで，実は中田氏は自身の姿をアバター化しようとして失敗しています。それまで姿を見せてプレゼンしてきたものを，アバターに置き換えて姿を見せないようにしたのですが，視聴者から「声だけでは熱量が足りない」という意見が寄せられ方針を転換しました。これはもちろん，中田敦彦という個人の人気の影響もあるかと思いますが，やはり，話し手のノンバーバルで伝える熱意というものがいかに重要であるかがわかる事例であったような気がします。

　「先生の姿が見えないと熱意が伝わってこない」「姿が見えていたほうが，熱意が伝わってきておもしろい」と学生に思っていてもらいたいものです。

（山田修平）

Webワークシートを用いて
学習者の学びを見える化する授業

✓ チェックポイント

▶ ワークシートをWeb上で共有した共同作業は進捗確認もラクラク！
▶ 「問いかけ」への応答を得る手段を「問い」の種類ごとに準備する

■ オンラインの多人数授業の例

　　グループ・ディスカッションは，看護過程演習や倫理事例の話し合いなどに適用できる場面が多くありますが，オンラインでの実践ではその際のファシリテートの難しさを感じている方も多いと思います。しかし，これについては「見える化」を意識することでさまざまな問題が解決します。具体的な授業計画をもとにファシリテーションの方法を紹介します。

授業内容：脳血管疾患のある患者の看護過程
開設時期：3年前期　　**対象人数**：100名
授業目標：アセスメントをもとに脳梗塞患者の看護計画を
　　　　　　立案することができる。
Zoomを用いて遠隔でグループ・ディスカッションを行う。

> 社会的怠惰を防ぐためにグループメンバーの数は最小限にしている。

時　間	内　容	学習者の行動	教員の行動
事前学習	事例を元に情報を整理する。事例情報のアセスメントを記述する。	事前課題に取り組む。	・事例と記録用紙を配信する。
0：00〜0：10	導入グループディスカッションのオリエンテーション	説明を聞き，内容を理解する。不明な点があれば質問する。	・ディスカッションのテーマとディスカッション中の注意点について説明する。
0：10〜0：15	グループ分け 4人×25G	ブレイクアウトルームの招待を認証する。	・ブレイクアウトルーム機能を用いて学生を割り付ける。
0：15〜0：40	ワーク1 アセスメントの統合と看護問題の抽出	メンバー同士でアセスメントの内容を共有し，看護問題を抽出する。	・ワークシートを確認しながらグループワークの進捗を確認する。 ・ワークシートの進行が遅いグループがあれば，該当するブレイクアウトルームに参加してファシリテートする。 ・時間管理を行い，終了時にブレイクアウトルームを一旦閉じる。
0：40〜0：50	全体共有	指定されたグループのメンバーはディスカッションの内容を発表する。	・グループを指定し発表を促す。
0：50〜1：20	ワーク2 看護計画の立案	抽出した看護問題から一つを選択し，看護目標および看護計画を立案する。	・ワークシートを確認しながらグループワークの進捗を確認する。 ・ワークシートの進行が遅いグループがあれば，該当するブレイクアウトルームに参加してファシリテートする。 ・時間管理を行い，終了時にブレイクアウトルームを一旦閉じる。
1：20〜1：30	全体共有 まとめ	指定されたグループのメンバーはディスカッションの内容を発表する。	・グループを指定し発表を促す。 ・全体の振り返りを行う。

> 途中で一度全体共有の時間をはさむことで，全体の進捗をある程度そろえることができる

> 教員は学生と共有しているワークシートをPC上で確認できる

95

対象者が100名ですから，社会的怠惰を防ぐためにグループ数が25と多くなってしまいました。教員が3名いたとしても1人で8〜9グループを担当することとなり，対面であってもファシリテートが大変そうです。しかし，「見える化」を意識した設計で遠隔でも十分実践可能となります。簡単なものでかまわないので**Google Slide**を使ってワークシートをつくってみましょう。リンクを共有したメンバーとPowerPointのようなサービスに同時にアクセスし，**リアルタイムで共同作業**ができます（図30）。

■ ワークシートをWeb上で共有

Web上でワークシートを共有して共同作業が行えるようにすれば，各グループの**進捗状況をPC上で確認**できるようになります。教員もリンクを共有していれば，どのグループの学習者がワークシートにどのようなことを書いているかを**リアルタイムで確認**することができます。

対面でのグループワークだと，ラウンドしながら「どんなことを書いているのかな」と学習者が書き込んでいるワークシートを上からのぞき込んだりしませんか？

学習者がそれに気がつくと，途端に書く手を止めてしまう，なんてこともありますね。「気にせず続けて」とは言いますが，自分が学習者だったらやはり書きにくい

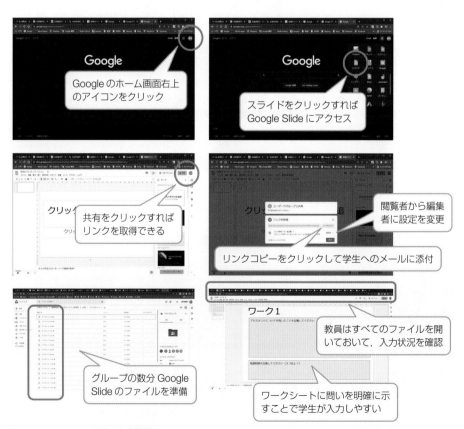

図30　Google Slideでの作業

です。ところが，このワークシートの共有という方法なら，教員がのぞいていることは学習者に気づかれにくく（絶対わからないわけではない），気がついても心理的安全性が脅かされるほどではありません。Web上での共有はオンラインだけでなく，対面でも使えるテクニックです。

事例で学ぶ
ラーニング・アクティビティ5選
――学習目的に合わせて使い分けよう

ポイント　▶ アクティビティの特徴を捉えて選択する

　ラーニング・アクティビティ^注は数多くありますが，構成，学習成果などに合わせて，選択する必要があります。ここでは，代表的な5つを取り上げます。

▶ 汎用性の高いラーニング・アクティビティ

● シンク・ペア・シェア

　文字通り，「Think：考える」 ➡ 「Pair：2人組」 ➡ 「Share：全体で共有する」という流れで行われるアクティビティで，講義のなかで何かしらの課題を与え，まずは1人で考えてもらい，次に隣同士などのペアで意見交換を行い，その結果を全体で共有するという方法です。Pairのところを数名のグループにする，シンク・グループ・シェアにもできます。

　学習者個人の意見を表出させるため能動的な活動にもなり，どのようなテーマにも対応できる汎用性があります。オンラインであっても，会議ツールでの自動振り分け機能などを用いれば簡単にペア/グループに分けることができ，ペア/グループでの意見交換の時間も設定できるので，非常に簡単に取り入れることができます。**講義に少し変化をもたせることにも役立つので，注意力や集中力の維持にも効果を発揮**します。

● ブレーンストーミング

　集団で**自由な発想でアイデアなどを出し合い，連鎖反応や発想の誘発を期待する技法**で，①批判厳禁，②自由奔放，③質より量，④結合改善を基本ルールとした，何かしらのアイデアを出すことを目的としたアクティビティです。同じ目的のものとして，学習者を数名のグループに分けて行う**バズセッション**，グループ内で意見やアイデアを順番に話していく**ラウンド・ロビン**と呼ばれる手法もあります。

　グループメンバーと意見を出し合うことは，事例をアセスメントするようなグループワークでも行われますが，それとの違いは新しいアイデアを生み出すことに主眼を置いている点です。看護場面においても，既存の方法では問題解決に至らないことがあり，何か新しいアイデアが必要となる場合がありますが，そのようなと

注：学習プログラムを構成する能動的な学習活動

きに用います。**看護において，批判的思考・コミュニケーション・協働が必要です
が，このような慣例的な方法だけでなく，対象者の多様なニーズに適切かつ柔軟に
対応するために「創造性」も看護実践能力**に求められる能力の1つです[18]。

▶ 学習プロセスが構造化されたラーニング・アクティビティ

● ジグソー法

　ジグソーパズルのように，ピースを組み合わせることで全体像が理解できるとい
う前提のもと，複数の課題を準備し，各グループで異なる課題に取り組みます。そ
の後，グループを再編成し，異なる課題に取り組んだメンバーでグループを構成
し，それぞれ取り組んだ課題を互いに教え合うという方法です（図31）。**学習者同
士の関わり合いの促進**に主眼が置かれていたAronsonのオリジナルのジグソー
法[19]に対して，学習者1人ひとりの学びを深めるために，グループに分かれる前
後に個人で考えることを取り入れた「知識構成型ジグソー法[20]」という方法があり
ます。Aronsonのジグソーは，図23の4）クロストーク，5）個人ワークがありま
せん。また，活動は10ステップに分かれています（詳細は，https://jigsaw.org/を
参照）。

　ジグソー法は，担当箇所を他者に教えるというアクションが求められるため，知

1）課題提示
①課題（問い）の提示，それに対して
　考える時間をつくる
②ホームグループを作成する

2）エキスパート活動
①提示された課題（問い）に対して必要
　となる学習内容に対して，ホームグ
　ループのメンバーに担当を割り振る
②同じ学習内容を担当する他グループ
　のメンバーと新たなグループをつく
　り，担当箇所の理解を深める

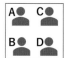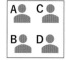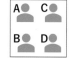

3）ジグソー活動
①エキスパート活動を終えたのち，第
　1段階のホームグループに戻る
②エキスパート活動を通じて学んだこ
　とを，ホームグループメンバーに発
　表する

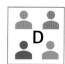

4）クロストーク
全体で意見交換を行う

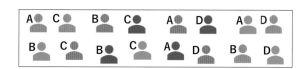

5）個人ワーク
個人で課題に対する答えや考えをまと
める

図31　ジグソー法の運用形式

識を深めることに加え，考える力，協調性などの向上も期待できます。一方で，担当箇所以外に関しては，他の学習者から教えてもらうことになるため，教える側の学習者への伝え方によって影響を受けてしまいます。そのため，知識確認テストなどで，学習者個人の理解度の確認も必要になります。

● ディベート

ディベートは，異なる立場に分かれて議論を行う方法です。似たような用語にディスカッションがありますが，ディベートはテーマに対して対立する立場に分け，手順（図32）に沿って討論を交わし，最終的に第三者によって評価するという構造・ルールに則ったアクティビティである点が異なります。

ディベートの目的は，**物事を多角的・客観的に捉え分析する批判的思考，根拠に基づき筋道を立て物事を考える論理的思考，考えを相手が納得いくよう説明する表現力の向上**です。時に自分自身の価値観や考えとは異なる立場に立つこともあり，自分自身の価値観や経験のみで物事を考えることや，感情をむき出しにするようなことが起こらないようにしなければなりません。ディベート開始時には，学習者に目的を伝え，ルールに則って行うアクティビティであることを十分に理解してもらい，取り組んでもらう必要があります。

ディベートは，ルールの説明，テーマに関する調査，ディベートの練習，ディベートに向けての準備など，それなりの時間を要しますが，疑似的ディベートとして簡易的に行うマイクロ・ディベートと呼ばれるものもあります。ディベートと同様，議題に関して，肯定・否定の立場に分かれて，図32のような時間配分で実施します。

● ピア・インストラクション[21]

講義冒頭での短い講義を行い（ここは事前課題でもよい），学習内容に関連した多肢選択式「問題」を提示し，その場で学生に回答（投票）してもらいます〔開発者は，問題をConcepTest（概念を測定する質問）と呼んでいる〕。その正答率が30%未満（学生の大半が理解できていない）場合は，概念などについて再確認してもらい，その後改めて同じ問題を出題します。正答率が30～70%の時は学習者を2～3人のグループに分け，なぜその選択肢を選んだのかについてディスカッションする時間をつくります。正答率＞70%の場合は，教員が解説を行い，次の「問題」に進

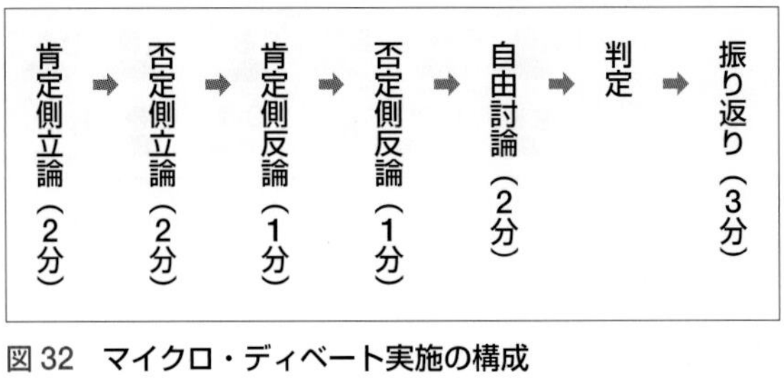

肯定側立論（2分）→ 否定側立論（2分）→ 肯定側反論（1分）→ 否定側反論（1分）→ 自由討論（2分）→ 判定 → 振り返り（3分）

図32　マイクロ・ディベート実施の構成

みます。ピア・インストラクションは，このように**学習者の理解度によって展開を変える方法**です。

　多肢選択式で，かつリアルタイムに集計・回答率を出す必要性や，学習者の回答の匿名性を配慮するといった面から，クリッカー[注]が用いられることが多かったのですが，一方で取り入れにくい部分もありました。しかし，オンラインアンケートを利用することで，容易に実施することが可能になりました。

　多肢選択式問題を提示するため，知識の理解や知識の活用を目標とする授業に向いています。また，学習者の理解度を確認しながら進められるというメリットがあります。その一方で，学習者が流れをつかみにくいこともあるので，導入時には丁寧な説明を行うことが必要です。また，ピア・インストラクション（**図33**）の肝は，多肢選択式問題の質です。ですから知識を知っているかどうかの問題ではなく，あらかじめ学習した知識を活用して解く必要がある問題のほうが向いているといえます。

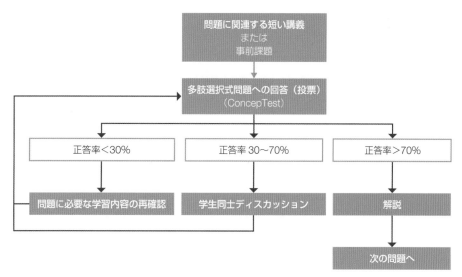

図33　ピア・インストラクションの構成

文献 22) Lasry N, Mazur E, Watkins J : Peer instruction : From Harvard to the two-year college. Am J Phys **76**(11) : 1067, Fig1, 2008. をもとに作成

注：質問に対して回答を手元で入力することができるシステムのこと

❶ ワンポイント講座

学習成果の質的な差に基づいた目標分類

　ガニェは，学習目標（学習成果）を**表13**のように5つに分類しています。ブルームの3領域（認知的領域・精神運動的領域・情意的領域）との違いは，「学習の条件」の差異によって目標を分類し，学習目標を達成するための有効な方法を提案している点で，授業の設計に有用です。また，ブルームの認知的領域が，言語情報・知的技能・認知的方略の3つに分かれている点もポイントです。

表13　ガニェの5つの学習成果

	言語情報	知的技能	認知的方略	運動技能	態度
成果の性質	指定されたものを覚える 宣言的知識 再生的学習	規則を未知の事例に適用する力 手続き的知識	自分の学習過程を効果的にする力 学習技能	筋肉を使って体を動かす/コントロールする力	ある物事や状況を選ぼう/避けようとする気持ち
行為動詞	記述する	区別する 確認する 分類する 例証する 生成する	採用する	実行する	選択する
指導方略 前提事項	関連する既習の熟知情報とその枠組みを思い出させる	新出技能の前提となる下位の基礎技能を思い出させる	習得済の類似の方略と関連知的技能を思い出させる	習得済の部分技能やより基礎的な技能を思い出させる	選択行動の内容とその場面の情報を思い出させる
情報提示	すべての新出情報を類似性や特徴で整理して提示する	新出規則とその適用例を難易度別に段階的に提示する	新出方略の用い方を例示してその効果を説明する	新出技能を実行する状況を説明したのち手本を見せる	人間モデルが選択行動について実演/説明する
学習の指針	語呂合わせ，比喩，イメージ，枠組みへの位置づけ	多種多様な適応例，規則を思い出す鍵，誤りやすい箇所の指摘	他の場面での適用例，方略使用場面の見分け方	注意点の指摘，成功例と失敗例の差の説明 イメージ訓練	選択行動の重要性についての解説，他者や世論の動向の紹介
練習とフィードバック	ヒント付きの再認，のちに再生の練習 自分独自の枠組みへの整理。習得項目の除去と未習事項への練習集中	単純で基本的な事例からより複雑で例外的な事例へ 常に新しい事例を用いる。誤答の原因に応じた下位技能の復習	類似の適用例での強制的採用から自発的採用，無意識的採用への長期的な練習 他の学習課題に取り組むなかでの確認	手順を意識した補助付き実演から，自立した実行 全手順ができたらスピードやタイミングを磨く練習を重ねる	疑似的な選択行動場面（あなたならどうする）と選択肢別の結末の情報による疑似体験 意見交換によるゆさぶりと深化
評価	あらかじめ提示された情報の再認または再生 全項目を対象とするか項目の無作為抽出を行う	未知の例に適用させる：規則自体の再生ではない課題の全タイプから出題し適用できる範囲を確認する	学習の結果より過程に適用される 学習過程の観察や自己描写レポートなどを用いる	実演させる：やり方の知識と実現する力は違う リストを活用し正確さ，速さ，スムーズさをチェック	行動の観察または行動意図の表明 場を設定する 一般論でなく個人的な選択行動を扱う

文献 23) 鈴木克明：放送利用からの授業デザイナー入門〜若い先生へのメッセージ〜, p62, 表Ⅲ-2 財団法人 日本放送教育協会, 1995 をもとに作成

手軽に導入できる シンク・ペア・シェア

✔ チェックポイント

▶ 個人の考えでは気づけない思考やアイデアなどを共有できるように進行する

　　ここでは，小児看護学科目の1コマ，「小児の在宅医療」におけるZoomを使ったオンライン講義のなかで，集中力が途切れないように学習者間でシンク・ペア・シェアを用いた事例を紹介します。

▌Think：考える

　　まずは，個人で下記の問いに対して考えてもらいます。問いによっても変わってきますが，所要時間はシンク・ペア・シェアまで通して数分程度です。そこからシンク・グループ・シェアに拡大して共有をする場合は，プラスアルファの時間が必要になります。今回の事例では問い自体が大きいので，ここでは個人で考える時間を3分間に設定しました。

〈事例〉
　　患児は生後4か月の乳児です。自宅のベッドで寝ていたところ，マットレスに顔をうずめた状態で母親に発見されました。
　　発見時，息をしておらず，救急要請がされ救急隊の指示を受けて母親が蘇生行為を実施しています。救急車内で心拍再開を得ましたが，低酸素脳症による意識レベル低下が遷延した状態です。
　　今後は人工呼吸器を装着した状態で在宅管理に移行する方針です。
〈問い〉
　　患児の療養環境を在宅に移行するにあたって，「入院中」に必要な看護介入を検討してください。

▌Pair：2人組

　　3分間が経過したら，**図34**のようにブレイクアウトルームに分かれてペアで意見を共有していきます（2分間）。この場合，ランダムでペアを設定することもでき

ます（詳細はp.161の付録：ブレイクアウトルーム作成方法参照）。個人の考えでは
到達できなかった思考やアイデア，気づきなどを共有することが可能になります。

Share：共有する

　ペアで話し合った内容を，図35のように全体で共有していきます。自身が講義
のなかでシンク・ペア・シェアを行うときは，ペアで共有した意見のなかで「この
意見にはハッとした!!　おもしろい!!」と感じたものがあれば，それを全体に向け
て「共有してください」と促していきます。もしもファシリテーターがペアで共有
した意見などを見て回っているような環境であれば，ファシリテーターから「この
ペアからこんな意見があがっていて，おもしろいと思いました」などのコメントを
得て，ペアに発表を促すこともできます。

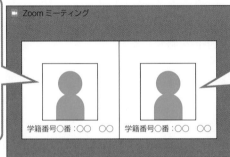

図34　オンラインでのペアの様子

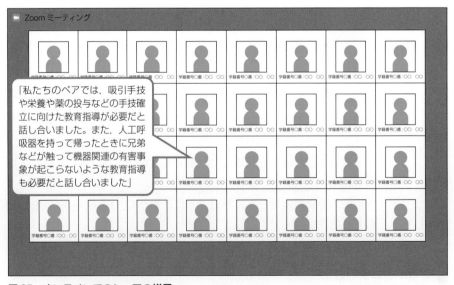

図35　オンラインでのシェアの様子

創造性を養うブレーンストーミング

✔ チェックポイント

▶ 単なるグループワークだけでなく，「創造力を養うために」ブレーンストーミングを活用する

▶ 特に「質より量」であることを強調して，自由なアイデアを出しやすくする

▶ グループメンバーの人数は 5〜7 名程度が妥当である

　　臨床においてマニュアルに囚われないアイデアで患者の個別的ニーズに応えるためには，創造力が必要です。「臨床に出たら教科書通りにはいかないことばかり」と

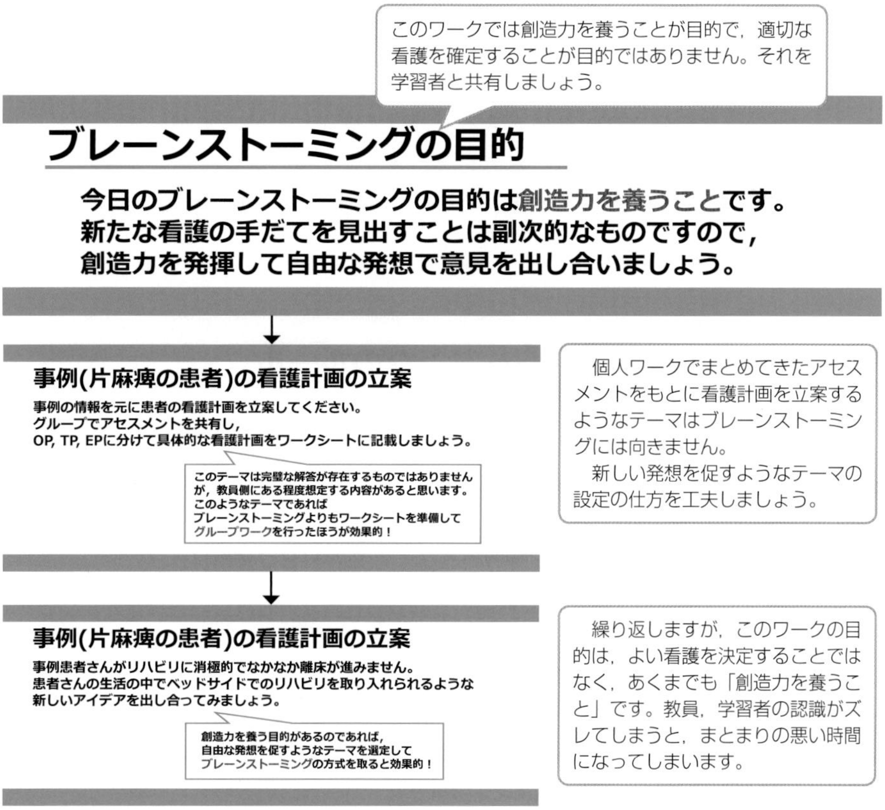

> このワークでは創造力を養うことが目的で，適切な看護を確定することが目的ではありません。それを学習者と共有しましょう。

ブレーンストーミングの目的

今日のブレーンストーミングの目的は創造力を養うことです。
新たな看護の手だてを見出すことは副次的なものですので，
創造力を発揮して自由な発想で意見を出し合いましょう。

事例(片麻痺の患者)の看護計画の立案

事例の情報を元に患者の看護計画を立案してください。
グループでアセスメントを共有し，
OP，TP，EPに分けて具体的な看護計画をワークシートに記載しましょう。

> このテーマは完全な解答が存在するものではありませんが，教員側にある程度想定する内容があると思います。このようなテーマであればブレーンストーミングよりもワークシートを準備してグループワークを行ったほうが効果的！

> 個人ワークでまとめてきたアセスメントをもとに看護計画を立案するようなテーマはブレーンストーミングには向きません。
> 新しい発想を促すようなテーマの設定の仕方を工夫しましょう。

事例(片麻痺の患者)の看護計画の立案

事例患者さんがリハビリに消極的でなかなか離床が進みません。
患者さんの生活の中でベッドサイドでのリハビリを取り入れられるような新しいアイデアを出し合ってみましょう。

> 創造力を養う目的があるのであれば，自由な発想を促すようなテーマを選定してブレーンストーミングの方式を取ると効果的！

> 繰り返しますが，このワークの目的は，よい看護を決定することではなく，あくまでも「創造力を養うこと」です。教員，学習者の認識がズレてしまうと，まとまりの悪い時間になってしまいます。

図 36　ブレーンストーミングの設計

わかってもらうためにも，創造力を育むようなブレーンストーミングを取り入れて
みることをお勧めします。

創造力を養うことを目的とした設計

求めるのはあくまで「創造力を養うこと」。教員も学習者もこの認識をもつことが
重要です（図36）。

ルールはしっかり提示して，質より量であることを強調

ブレーンストーミングを実践するには，いくつかのルール（図37）を共有する必
要があります。特に重要なのが「**質より量**」であることです。それを担保できるよ
う，**批判しないこと**を確認したり，同じような**意見を発展させて**みたりしても良い
など**心理的安全性**を確保できるようルールを共有しましょう。

また，あくまでも数を出してもらいたいというメッセージを伝えるために，最後
にいくつのアイデアが出たか発表してもらうようにすると，学習者にも意図が伝わ
るでしょう。

ブレーンストーミングは，開始直後に1つ目のアイデアを出すことにハードルが
あると思います。最初だけ**ラウンド・ロビン**の方式を取るのも効果的です。

グループメンバーは普通のワークより少し多めに

グループワークはできるだけ少人数が効果的ですが，ブレーンストーミングでは
少なすぎるとおもしろみに欠けます。1つのグループでできるだけ多くのアイデア
を共有できたほうがよいので，4〜6名程度で設計しましょう。

ブレーンストーミングのルール

アイデアを出すことが目的です！
- 「そんなの絶対無理！」「できるわけない」そんな批判は厳禁です
- こんなこと言ったら変だと思われるなんて気にしない
- 質より量を重視しましょう
- 他の人の意見に便乗しましょう！ まねをして発展させていくのも重要です

最初は1人ずつ順番にアイデアを出していきましょう。
- 最初にアイデアを出す人をジャンケンで決めて，時計回りにアイデアを
  出していきましょう
- 2周した後は，思いついた人がどんどんアイデアを出していきましょう

とにかく多くのアイデアを出してください
- いくつのアイデアが出たか数えておいてください
- 他のグループよりも数で負けないようにがんばりましょう

図37　ブレーンストーミングのルール

学習者同士の関わりを通して，
個人の学びも深めるジグソー法

✓ チェックポイント

▶ ジグソー法実施後には，フィードバックを行うとともに，テーマに関するレポートをまとめる等の個人ワークを入れる

■ 第1段階：ホームグループの作成（図38）

「テーマ：医療における情報の記録」の提示と，進め方の説明を行います（5分）。

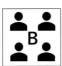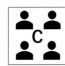

図38　4人×4グループでの構成

■ 第2段階：エキスパートグループでの学習（図39，40）

学習内容の設定は，テキストの章ごとに区切ることにします（40分）。なお，5〜8は次回に回します。

> ワークの内容：医療における情報の記録
>
> 1. 医療記録に関する法令上の記載日ついて　← エキスパートグループ1：「医療記録に関する法令上の記載について」
> 2. 看護過程による情報処理について　← エキスパートグループ2：「看護過程による情報処理について」
> 3. 看護記録の構成要素について　← エキスパートグループ3：「看護記録の構成要素について」
> 4. 看護記録の方式について　← エキスパートグループ4：「看護記録の方式について」
> 5. 医療記録・情報を共有するための方法に
> 6. 多職種連携と記録について
> 7. ヒヤリハットの報告について
> 8. 看護記録の開示とガイドラインについて

図39　学習内容とエキスパートグループでのワーク内容

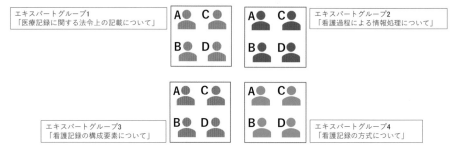

図 40　エキスパートグループの構成

　ホームグループのなかで誰がどの学習を行うか役割を分担したあと，同じ内容を学ぶ者同士を集めたエキスパートグループをつくり，学習活動を行います。

第3段階：ジグソー活動（図41）

　エキスパートグループにて学習活動を終えたのち，第1段階のホームグループに戻ります。そして，ホームグループ内にて，各学習者がエキスパートグループ内で行った学習内容をグループメンバーに紹介します（説明2分＋【各自発表5分＋質疑応答2分＝7分】×4：計30分）。

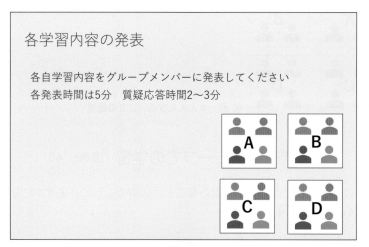

図 41　ホームグループに戻っての報告発表

第4段階：クロストーク

　ジグソー活動を終えたら，ホームグループ間での意見交換や質疑応答の時間をもちます。また，全体へのフィードバックをします（15分）。

　授業終了後に各グループの成果物を提出してもらうとともに，学習者個人からテーマに関してまとめたレポートを最終的に提出してもらいます。

論理的思考を養うディベート

▶ 学習者に目的やルールに則り行うアクティビティであることを理解してもらう

▶ 多角的・客観的にとらえ分析する批判的思考と，根拠に基づいて物事を考える論理的思考を養う

▶ 相手が納得するよう説明する表現力を向上させる

ディベートは個人的な感情や経験による語りで相手を丸め込むのではなく，根拠に基づいた隙のない討論により，どれだけ納得のいく主張ができるかを競う討論ゲームのようなものです。学習者には，これから行うディベートのルールを以下のように伝えておきます。

なお，オンラインで行う場合は，肯定側と否定側の人物がはっきりとわかるように，オンライン表記の氏名を「肯：○○」のように変更しておくとよいでしょう。

・司会者やタイムキーパーの指示に必ず従う（タイムマネジメント通りに進める）

・第三者は討論中に勝手に発言しない

・発言は挙手してから行う

・相手の意見を尊重し，批判するような意見は言わない

またディベートには，討論を競わせる「テーマ」が必要です。議論の余地があるテーマであれば何でも大丈夫です。「朝ごはんはご飯か，パンか」「学校の制服はありか，なしか」などの一般の誰でも討論できる広いテーマでもかまいませんし，看護学生ならではのユニークなテーマも興味深いと考えます。ここでは，以下のテーマを設定しました。

テーマ：入院患者が着用する病衣を廃止して，自由な服装にしてはどうか？

テーマが決まれば，2つのグループに分かれて立論に向け意見を構築していきます。視野を広くもち，情報収集や根拠に基づいていることが必要です（論理的思考）。ディベートでは，グループ内での情報収集や意見の構築に時間が必要なため，事前にテーマを知らせておき，当日に向けて作戦会議や準備を行ってもらいます。

　ディベート当日，2つのグループからは多くのテーマに基づいた意見が出てきましたが，大きな論旨は以下のような感じです。ディベートでは，聞き取りやすくインパクトのある話し方や言葉の選び方なども重要になってきます。

> **肯定側立論**：ある研究では，患者が病衣に抱く不満感として「恥辱感」「個の尊厳の喪失」「不合理性」「不快感」などを感じており，自由な服を着用することは闘病意欲に結び付くと言われています。そのため，病衣廃止を肯定します。
> **否定側立論**：病衣は確かに患者に不満を抱かせる可能性はあるが，着衣や皮膚には常在性微生物が多々存在しているため，感染のリスクが高い患者がいる場合，推奨されません。また，面会制限がなされている昨今，現実的ではありません。そのため，病衣廃止を否定します。

　続いて反論に移ります。相手の意見の隙をつく反論ができれば勝敗に大きな影響を及ぼします。ここでは，前述したように反論に対しての新しい主張は認められません（※）。

> **肯定側反論**：感染リスクの高い患者は確かに一定数存在します。しかし，基本的に私服に付着しているのは常在菌であり大きな影響を及ぼさないと考えられること，また病衣自体も滅菌しているわけではないので立論の根拠は乏しいと思います。
> **否定側反論**：先ほどの先行研究の意見ですが，私たちもすでに情報として知っています。あの研究は単施設での研究結果だったと記憶していますので，一般化するには非常に根拠が乏しいと思います。また，病院での療養中は複数の体内留置器具や出血や体液での汚染もあるため簡便に着脱できて洗濯も容易な病衣の廃止を否定します。

> **※認められない新しい主張（例）**
> **否定側反論を受けた肯定側の反論**：先ほどの先行研究だけでなく，海外の報告でも私服ではありませんが，デザイナーが作成したユニフォームをその日の気分に応じて着用できる病院などもあります。患者の反応としては，○○のようなポジティブな反応が示されています……など

　このように，肯定側/否定側の立論 ➡ 反論を経て自由討論から判定へと進んでいきます。司会者やタイムキーパーは予定通りの進行になるように努めます。

学習者の学びを確認しながら進める
ピア・インストラクション

▶ 学習者に目的やルールに則り行うアクティビティであることを理解してもらう

　この事例では，学習者の回答を可視化して共有するためにMentimeter（p.89）を用いて設計します。

　ツールはMentimeterでなければならないわけではありません。例えば，無料で使えるGoogle Formsなどもあります。

導入

　最初にピア・インストラクションについて説明を行い，授業の概要を一覧にした**表14**のような表を用いて，何をするのか学習者と共有します。そして，正答率30〜70％になった時にピア・ディスカッション[注]を行うことを伝え，グループ分けを行います。

Mentimeter Test

　次に，学習者から解答を集めるツールのテストを行います。Mentimeterであれば**図42　画面A**をスライドに示して，学習者にQRコードを使ってアクセスしてもらいます。学習者がスマートフォンでアクセスした場合，**画面B**の右のような画面が表示されます。画面のハートマークをタップしてもらうと，それに連動して表示しているスライド上にハートマークが舞い散ります。学習者のアクセスを確認する手段となります。

　事前課題として課した機能と構造に関連したクイズを一度出題し回答してもらうと，教員は簡易的に事前課題の取り組み状況も確認でき，一方，学習者は操作に慣れてどのようなことを行うのかイメージがつきます（**図43　画面A，B**）。

注：学生同士での討議のこと

表14 授業全体の概要

授業内容：循環器障害のある患者の看護

開設時期：2年後期　　**対象人数**：100名

授業目標：心不全の病態と治療を理解し，看護介入を考えることができる。

ZoomとMentimeterを用いてピア・インストラクション方式を用いる

時　　間	内　　容	学習者の行動	教員の行動
事前学習	心臓の構造と機能について学習する	事前課題に取り組む	・事前課題学習用の資料を配信する
0：00〜0：10	導入 ピア・ディスカッションの方法について説明	説明を聞き，内容を理解する 不明な点があれば質問する	・Mentimeterの説明 ・正答率によって回答後に学習者間でディスカッションを行ってから再回答を行うことを説明 ・授業目標の確認
0：10〜0：15	Mentimeter Test	Mentimeterにアクセスし，テストクエスチョン[※1]にアクセスし回答する	・MentimeterのQRコードを提示し，テストクエスチョンを実施する
0：15〜0：40	講義 心不全の病態	講義を聞いて内容について理解する 不明点について質問する	・スライドを用いて心不全の病態について説明する
0：40〜0：55	1st ConcepTest 「心不全のある患者の観察」 ・ConcepTestを提示する　1分 ・学生の思考時間　2分 ・回答を求める　1分 ・ピア・ディスカッション　5分 ・もう一度回答を求める　1分 ・正解の説明　5分	教員の指示に従い，Mentimeterから回答を行い，ピア・ディスカッションを行ったり教員からの説明を聞いたりする	・Mentimeterを提示し，思考時間後に回答を促す ・学生の正答率によって問題の解説を行ったり，ディスカッションを促す（正答率とその後の展開の分岐については別途説明） ・ディスカッションを行う場合はZoomのブレイクアウトルームを立ち上げる
0：55〜1：10	2nd ConcepTest	同上	同上
1：10〜1：30	まとめ	教員の説明を聞いて，不明点があれば質問する	・2つのConcepTestに関連させてまとめを行う

講義

　授業目標に合わせて講義を行います。この講義の内容に従ったConcepTestを実施することになるので，整合性を確認しながら設計する必要があります。

ConcepTest 1st

　講義の後，いよいよConcepTestを始めていきます（**図44**）。ConcepTestは議論の余地があるような題材を選択する必要があります。教科書に明確に答えが載っているような問題では効果は期待できません。事例情報からアセスメントしてもらうような問題は「なぜそう考えたか」という視点でディスカッションの材料になるので適しています。

　ConcepTestは時間をしっかりと設定して運営することが成功の鍵となります。問題を提示して，学習者に考えてもらう時間を2分，回答を集める時間を1分といったように時間を決めて運営するとよいでしょう。

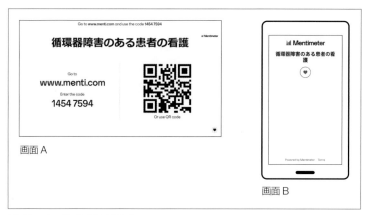

図 42　ツールのテスト画面

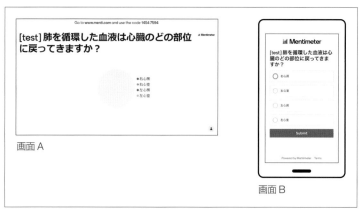

図 43　クイズの問いと答えの表示

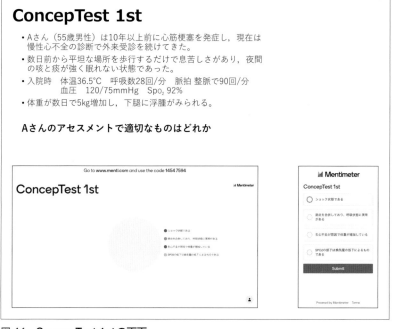

ConcepTest 1st

- Aさん（55歳男性）は10年以上前に心筋梗塞を発症し，現在は慢性心不全の診断で外来受診を続けてきた。
- 数日前から平坦な場所を歩行するだけで息苦しさがあり，夜間の咳と痰が強く眠れない状態であった。
- 入院時　体温36.5℃　呼吸数28回/分　脈拍 整脈で90回/分
　　　　血圧　120/75mmHg　Spo$_2$ 92%
- 体重が数日で5kg増加し，下腿に浮腫がみられる。

Aさんのアセスメントで適切なものはどれか

図 44　ConcepTest 1stの画面

113

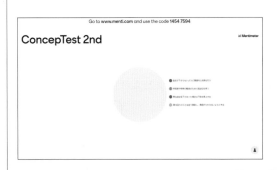
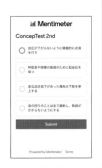

ConcepTest 2nd

- Aさん（55歳男性）は10年以上前に心筋梗塞を発症し，現在は慢性心不全の診断で外来受診を続けてきた。
- 数日前から平坦な場所を歩行するだけで息苦しさがあり，夜間の咳と痰が強く眠れない状態であった。
- 入院時　体温36.5℃　呼吸数28回/分　脈拍 整脈で90回/分
  　　　　血圧　120/75mmHg　Spo₂ 92%
- 体重が数日で5kg増加し，下腿に浮腫がみられる。

Aさんの治療方針および看護介入の方針として適切なものはどれか

図45　ConcepTest 2ndの画面

　回答が集まったら正答率によってその後の対応を変えていきます。この問題の場合，正答率が低ければアセスメントするために重要な情報を絞って提示するなどして，ヒントを出してもう一度回答してもらいます。正答率が30〜70％であれば，事前に分けたグループに分かれて「自分はなぜその回答をしたのか」を話し合ってもらい，それから教員の解説を行います。正答率70％以上と高かった場合には，ディスカッションの時間は設けず教員の解説を行っていきます。

ConcepTest 2nd

　ここはConcepTest 1stの繰り返しになります（図45）。これも看護介入について問う問題であり，なぜ適切なのか，あるいは適切ではないのかを議論する余地があるという点で，ピア・ディスカッション向きの問題です。
　先ほどと同じ手順で進めていきます。学習者の回答によっては予定していた時間よりも早く進んでしまうことが想定されるので，予備の問題としてさらに1〜2問準備しておくとよいでしょう。

まとめ

　最後に全体を通した質問を受け付けます。問題に関してピア・ディスカッションを挟んでいるので学習者からは普段よりも質問が出てきやすい可能性があります。ここで，ディスカッション中に生じた不明点も含めてしっかりと解決して授業を終了します。

授業外における学習
——雑談が将来につながる学びとなり得る

ポイント ▶ 意図的に雑談できる時間をつくる

▶ オンラインにより失われやすいもの

　ここまで学習目標の重要性や教材やテストの作成方法，ラーニング・アクティビティの実施方法やそのコツについて述べてきました。これら講義やアクティビティなど構造化した教育は，**フォーマル・ラーニング：公式な学習**と呼ばれます。しかし，フォーマル・ラーニングでのみ学びが起こっているのではなく，実は学生は通学や授業と授業の間の学生同士との対話や情報交換，アルバイト経験などから，非常に多くのことを学んでいます。授業のような計画されたものではなく，日常の場での偶発的な学びは**インフォーマル・ラーニング：非公式な学習**と呼ばれます[24]。

　対面での教育では，授業が始まる前や昼食時の雑談，授業後の先生へのちょっとした質問，授業の余韻から続く意見交換などといったインフォーマルなコミュニケーションが自然と発生します。このインフォーマルなコミュニケーションが，インフォーマル・ラーニングに発展します。しかしながら，完全なオンライン教育では，授業前にオンラインに接続，授業が終わると切断となり，どうしても**インフォーマルなコミュニケーションが少なくなってしまい，おのずとインフォーマル・ラーニングも失われてしまいます。**

▶ インフォーマルの価値

　皆さんも経験していると思いますが，インフォーマルなコミュニケーションが自分の知らないことや自分とは異なる考え方を知る機会となり，知識の蓄積や新たな気づきを得ることにつながります。また，看護師として働き出し，その職場へ適応していくにあたって，**プロアクティブ行動**が重要な役割を果たしているのですが[25]，それには授業外のコミュニティや大学生活の充実が関係しているといわれています[26]。学生生活のなかで，日常的な会話，雑談，何気ないやりとりから，教員や学生間の「つながり」を促進させることは，学生時代だけでなく，就職後にも有用であるということになります。

▶ 意図的に"つながる"時間をつくる

　オンラインでのインフォーマルなコミュニケーションが交わされる場のつくり方を3つご紹介します。

● 授業開始前のチャット活用

　対面授業では，隣の席同士や友人同士で，自然とコミュニケーションが発生するものです。一方，オンラインの場合は，開始時間と同時にアクセスしてきたり，開始時間まではカメラ・マイクをオフにしていることが多く，コミュニケーションはほぼ起こりません。また，オンラインの場合は相手の状況がわからないため話し出しにくく，活発なコミュニケーションが図られるという状況にはなりにくいかもしれません。そこで，授業開始前より「**本日の授業への意気込みをチャットに書いてください**」「**事前学習でわからなかった点をチャットで学生同士で確認し合ってください**」などと記載した**スライドを画面共有**しておき，チャット機能でコミュニケーションを図ってもらうようにしておくといった方法もあります。

● 授業終了後にオンライン・ルームを開放したままにする

　オンラインの場合，授業が終了すると大抵のホスト（オンライン・ルームの責任者）はすみやかにルームを閉じてしまうので，授業後のコミュニケーションが起こりません。だからといって，オンライン・ルームを閉じずにしばらく開けておいても，質疑応答はできても，学生同士が気軽に話し出すまでには至らないかもしれません。そこで**講義内で行ったグループワークのブレイクアウトルームへ再度移動してもらい，「グループメンバー同士で挨拶してから退出してください。○時までは開放しておくので，自由に話をしてください」という方法**をとることで，コミュニケーションが促進されやすくなります。

● 何を話しても，聞いてもよい時間帯をつくる

　対面であれば，授業後に教員の部屋を訪ねてきた際や，偶然廊下などで会った際に雑談が始まることがあります。しかしオンラインとなると，友人同士であればSNSで雑談が交わされるかもしれませんが，教員対学生，友人関係ではない学生間では，雑談はほぼ起こりません。そこで，**授業時間外で気軽に質問や相談などができる時間帯（オフィスアワー）をつくり，あらかじめ学生に知らせておきます**。時間帯も個別での質問や相談に対応する予約制の時間帯，みんなでオープンに話し合う出入り自由な時間帯に分けて設定しておくとよいでしょう。後者は，同学年だけでなく異学年との交流の場ともなります。

　オンライン・ルームを使う以外にも，**eラーニングやグループウェアの掲示板など**に，**何を投稿してもよい雑談用のものを用意しておく方法**もあります。

コラム

ナースに求められる人間性とは

　本書では，何を知り，何を理解しているのかという「知識」をどのように使うのかといった「スキル」のトレーニングに重点を置き，オンラインの活用をご紹介しています。看護師として，専門職業人として学び続ける姿勢，患者・家族・職場の仲間との良好な人間関係の形成，グローバル化・多様な価値観の受容といった「人間性」を養うことは欠かせません。**人間性**とは，主体性，態度，ふるまい，姿勢，価値，信念などを包括する用語です。

　人間性の育成は教育目的などにも明記されていますが，教育目標として明確な枠組みを提示している教育機関は少ないかもしれません。国際的NPOのCCR；the Center for Curriculum Redesignは，提唱する21世紀コンピテンシーの人間性の枠組みに，次の6つの特徴を示しています[27, 28]。

「倫理」「リーダーシップ」「好奇心」「マインドフルネス」「レジリエンス」「勇気」

　「倫理」「リーダーシップ」は，教育のテーマとしてよく取り上げられますし，学習者の「好奇心」を喚起できるような工夫を授業に取り入れていることは多いでしょう。一方で，「マインドフルネス」「レジリエンス」「勇気」の育成を意図的に授業に導入している基礎教育課程は少ないのではないでしょうか。

　「マインドフルネス」とは，評価や判断を加えることなく能動的な注意を向けること[28]です。対人援助職であり感情労働でもある看護は，ストレスフルな状況になりやすく，バーンアウト状態に至ることも珍しくありません。看護業務のなかで抱えるストレスへの対処法として，「マインドフルネス」を身に付けておくことは有益だと言えます。

　「レジリエンス」は，「過酷な環境やストレスフルな状況，あるいはトラウマ体験といった逆境に直面した際に，そのショックから回復し，状況に適応していく力」[29]です。業務や職場環境のなかで感じるストレスから，メンタルヘルスに不調をきたす看護師も少なくありません。社会で働く以上，逆境に置かれることもありますから，「レジリエンス」を高めておくことは必要です。「勇気」は，不安や恐れを感じるような状況のなかで行動を取る能力です。不安や恐れというと大げさに聞こえますが，先輩看護師に声をかけてみる，周りに流されず正しい行為を行うといったことにも「勇気」は必要ですよね。

　「マインドフルネス」「レジリエンス」「勇気」は，看護師になったその時から必要な能力でもあります。教育方法として確立したものがあるわけではありませんが，社会活動には不可欠です。学校生活，課外活動，授業内の協同学習で，これら3つも意図的に学習できるように工夫をしたり評価指標に入れたりすることも，これからの看護基礎教育に求められることだと思います。

（政岡祐輝）

● 引用・参考文献

1. ジョンソンDW, ジョンソンRT, ホルベックEJ（著）, 杉江修治, 他（訳）: 学習の輪——アメリカ協同学習入門. 二瓶社, 1998.

2. ジョンソンDW, ジョンソンRT, スミスKA（著）, 関田一彦（監訳）: 学生参加型の大学授業——協同学習への実践ガイド. 玉川大学出版部, 2001.

3. Google re: Work.「効果的なチームとは何か」を知る.
https://rework.withgoogle.com/jp/guides/understanding-team-effectiveness/#introduction（2023/1/15 accessed）

4. エイミー・C・エドモンドソン（著）, 野津智子（訳）: チームが機能するとはどういうことか——「学習力」と「実行力」を高める実践アプローチKindle版（Kindleの位置No.2082）. 英治出版, p164, 2014.

5. 同上　pp168-169.

6. 特定非営利活動法人日本ファシリテーション協会: アイスブレイク集.
https://www.faj.or.jp/facilitation/tools/（2023/1/15 accessed）

7. フレッド・ルーサンス, 他（著）, 開本浩矢（訳）: こころの資本. 中央経済社, 2020.

8. Bandura A: Self-efficacy: The exercise of control. W.H. Freeman, New York, 1997.

9. Skinner EA, Kindermann TA, Connell JP, and Wellborn JG: Engagement and disaffection as organizational constructs in the dynamics of motivational development. In Wenzel KR & Wigfield A(Eds.), Educational psychology handbook series. Handbook of motivation at school, pp223-245. New York, Routledge/Taylor & Francis Group, 2009 をもとに筆者作成

10. Broad ML, Newstrom JW: Transfer of Training; Action-Packed Strategies to Ensure High Payoff from Training Investments. Basic Books, 1992.

11. 平岡斉士: 言語情報のテストをやめて, 知的技能のテストをやろう. 日本教育工学会第33回全国大会発表論文集, pp481-482, 2017.

12. Merrill MD: First principles of instruction; a synthesis. In Reiser RA, Dempsey JB (Eds.): Trends and Issues in Instructional Design and Technology 2nd ed. pp62-71, Upper Saddle River, New Jersey, 2017.

13. グリフィンP, マクゴーB, ケアE（編）, 三宅なほみ（監訳）: 21世紀型スキル——学びと評価の新たなかたち. 北大路書房, 2014.

14. 中央教育審議会.“新たな未来を築くための大学教育の質的転換に向けて～生涯学び続け, 主体的に考える力を育成する大学へ～（答申）”. 文部科学省. 2012. https://www.mext.go.jp/component/b_menu/shingi/toushin/__icsFiles/afieldfile/2012/10/04/1325048_3.pdf/,（2022/6/20 accessed）.

15. Benjes-Small C, Archer A.“Tales of the Undead…Learning Theories: The Learning Pyramid”. ACRLog.（オンライン）https://acrlog.org/2014/01/13/tales-of-the-undead-learning-theories-the-learning-pyramid/.（2022/6/20 accessed）

16. 中部地域大学グループ・東海Aチーム　編:“アクティブラーニング失敗事例ハンドブック”.
https://www.hedc.mie-u.ac.jp/pdf/ALShippaiJireiHandbook.pdf/,（2022/6/20 accessed）.

17. 根本淳子, 鈴木克明: アクティブラーニングの動向調査. 日本教育工学会第24回全国大会講演論文集. pp451-452, 2008.

18. 文部科学省: 看護実践能力育成の充実に向けた大学卒業時の到達目標——看護学教育の在り方に関する検討会報告. 2004.
https://www.mext.go.jp/b_menu/shingi/chousa/koutou/018-15/toushin/04032601.htm（2022/6/20 accessed）

19. エリオット・アロンソン他（著）, 松山安雄（訳）: ジグソー学級——生徒と教師の心を開く協同学習法の教え方と学び方. 原書房, 1986.

20. 三宅なほみ, 飯窪真也, 杉山二季他: 協調学習　授業デザインハンドブック——知識構成型ジグソー法を用いた授業づくり. 東京大学大学発教育支援コンソーシアム推進機構, 2015.

21. Mazur E: Peer Instruction; A User's Manual. Pearson New International Edition. pp1-16, Pearson Education Limited, 2013.

22. Lasry N, Mazur E, Watkins J: Peer instruction: From Harvard to the two-year college. Am J Phys 76(11): 1067, 2008. をもとに作成

23. 鈴木克明: 放送利用からの授業デザイナー入門～若い先生へのメッセージ～, p62, 財団法人 日本放送教育協会, 1995 より作成

24. Patrick Werquin: Recognising Non-Formal and Informal Learning: Outcomes, Policies and Practices. OECD, pp22-23, 2010.
http://www.eucen.eu/sites/default/files/OECD_RNFIFL2010_Werquin.pdf（2023/1/15 accessed）

25. 小川憲彦：組織社会化戦術とプロアクティブ行動の相対的影響力——入社 1 年目従業員の縦断的データから―ドミナンス分析を用いて. 小生大学イノベーション・マネジメント研究センター　WORKING PAPER SERIES, 2012.
https://riim.ws.hosei.ac.jp/wp-content/uploads/2014/10/WPNo.121_Ogawa.pdf（2023/1/15 accessed）

26. 舘野泰一, 他：大学での学び・生活が就職後のプロアクティブ行動に与える影響. 日本教育工学会論文誌　40(1)：1-11, 2016.

27. Fadel C, Trilling B, Bialik M: Four-Dimensional Education: The Competencies Learners Need to Succeed—Excerpt. Center for Curriculum Redesign 2015.
https://curriculumredesign.org/wp-content/uploads/Four-DimensionalEducation-Excerpt-Chapter-1-and-2-partial-CCR.pdf（2022/11/4 accessed）

28. C.ファデル, M.ビアリック, B.トリリング（著）, 岸学（監訳）：21 世紀の学習者と教育の 4 つの次元——知識, スキル, 人間性, そしてメタ学習. 北大路書房, 2016.

29. 小塩真司編著：非認知能力——概念・測定と教育の可能性. 北大路書房, 2021

30. Julie Schell（著）, 蒋妍 溝上慎一（訳）：ピア・インストラクションを使って授業を反転するための入門ガイド, 2013.
https://researchmap.jp/jiangyan/presentations/24579807/attachment_file.pdf

3章

実践につなげる

実践とオンラインの融合
──質担保につなげるオンライン技術

ポイント

▶ 組織で利用できるものを把握し，学習目標の到達に向けて最善の方法を選択する

▶ 学習者個々にトレーニングする機会を設ける方法を検討する

▶ 実技トレーニングにおけるオンライン活用

　実技トレーニングは，臨地実習やOJTのように実際の患者を前にして行う場合と，シミュレーション教育のようにシミュレータや模擬患者を用いて行う場合（**模擬実践**）があります。身体・四肢を動かす介入・行為（運動技能）のトレーニングは，オンライン上で行うことができませんが^注，**マルチメディア教材（実映像，仮**

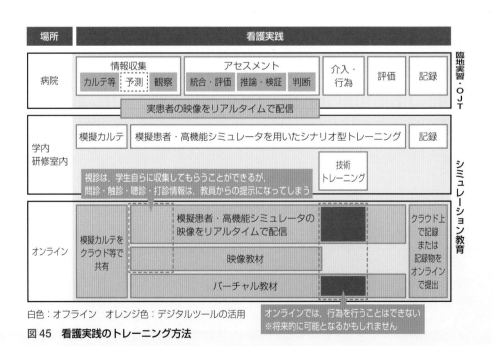

白色：オフライン　オレンジ色：デジタルツールの活用

図 45　看護実践のトレーニング方法

注：現在，映像のどこを見ているのか視線を計測したり，仮想空間上に自分の手足を重ね合わせたりするトラッキング技術，仮想空間上で触覚を再現するハプティクス技術も進化しているため，将来的には仮想空間上で運動技能のトレーニングも可能となるかもしれません。

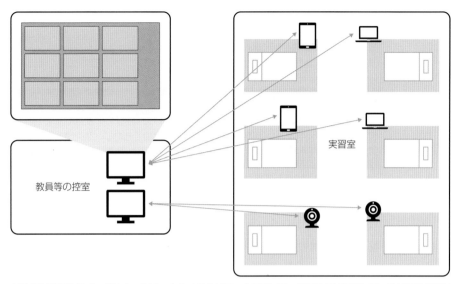

右図の実習室の各ベッドにネットワークカメラやスマートデバイス，PC端末を設置して，教員等の控室にあるPC端末に各ベッド像を映し出す。

図46　映像配信の活用イメージ

想物体映像など）を用いれば，看護過程全体やその一部に対するトレーニングをオンラインで行うことができます。さらに，Web会議システム，ネットワークカメラ[注]などの映像配信技術を利用することで，実施できることの幅を広げることができます（図45，46）。

実習・OJTの限界とオンラインの可能性

　実習などの臨床での実患者を通した学習は，経験学習理論やパフォーマンスへの影響[1] の知見から見ると，効果が高い学習であることは間違いありません。しかし，教育的な課題がないわけではありません。実践での学習には表15のような課題があります。

　シミュレータや模擬患者を用いた**シミュレーション演習では，実施できることに制限があります。一方で，意図的な場面をどの学習者にも同じように経験させることができ，繰り返し練習させることができるため，学習の質が担保できるという利点があります。**Web会議システムとネットワークカメラで各場所をつなぐと，教員は同時に複数の場所へ指示を出せ，同時に複数の模擬実践を見ることもできます。また，配信映像を録画しておくことで，学習者自身が振り返りに使ったり，教員が各学習者の模擬実践の状況を後からチェックしたりすることが可能となります（図46）。

　シミュレーション演習ではその多くが実施場所，指導者のマンパワー，資材の

注：インターネットにつながるカメラのことです。無線（Wi-Fi）対応のものであれば，比較的簡単に設置できます，また，防犯カメラ，子どもやペットの見守りの領域で普及してきており，価格も抑えられています。

表15 **実践を通した学習の課題**

1　経験させたい内容が発生するとは限らない
実習期間によって対象患者が変わるため，学習者間で経験の差が生じ，適当な患者がいないこともあり得る。
2　試行錯誤を行いながらの学習は，患者の安全・安楽の観点において問題がある
国家資格をもたない学習者は，日常生活援助やリハビリの介助はできるが，採血，静脈注射，気管吸引等の侵襲を伴う技術や処置介助などは実施できない，または実施させにくい。
3　コーチングやフィードバックは，指導者の教育スキルの熟練度に左右される
すべての実習指導者が教育に関して専門的に学んでいるわけではない。また臨地実習の場が複数に分かれると，教員が学習者の実習状況すべてを観察することができない。

数，所要時間の都合により，複数の学習者に1人の患者を対応させるという状況になってしまいます。他者の支援が必要な場面（例：体位変換），複数の職種が同時に対応する場面（例：急変）であれば，複数の医療者で患者対応を行うことはあります。しかし，多くの看護場面では，受け持ち看護師が主体となり，患者情報を収集し，アセスメントし，必要な看護介入・行為を実施しています。それを考えれば，学習者個人でトレーニングをしてもらうべきではないでしょうか。そこで活躍するのがオンラインを活用したシミュレーション教育です。**マルチメディア教材を活用すれば，学習者個々にトレーニングする機会を設けることもできます。**

▶ 学習目標に応じたマルチメディア教材の選択

　表16に示したように，シミュレーション教育に利用できるマルチメディア教材はさまざまなものがあります。感染対策，ネットワーク環境，人員，シミュレータの数などの資材数は，施設によって異なるため，**利用可能なもののなかで，学習目標の到達に向けて最善の方法を選択せざるを得ません。**

表16 **マルチメディア教材**

実場面を撮影した映像教材
● 2D映像（通常のビデオカメラで撮影された映像） ● 360度2D映像（視聴者中心に360度方向を見渡せる映像） 　　↑市販のカメラで撮影可能，編集には多少の知識が必要となるが，市販のソフトで可能 ●複数の映像の組み合わせ，学習者の選択に応じて情報が表示，表示映像が分岐していく教材 　　↑専用ソフトの操作やプログラミングの知識が必要
バーチャル教材〔コンピュータ上にCGI（computer generated imagery）でつくり出された仮想の空間や物体〕 　　↑企業より販売されている

コラム

IPEにもオンラインを

　専門職連携教育（interprofessional education：IPE）とは，保健・医療・福祉分野にかかわる専門職が連携して患者・家族・利用者・地域を中心にしたケアやサービスを実現し向上していくために，複数の領域の専門職や学生が互いに学び合い，双互の理解や連携を深めていく学習を指します。

　実際の臨床では，医療従事者が互いに連携し，情報を共有しながら，質の高い患者中心の医療を実現できるように努めています。これを**専門職連携実践**（**interprofessional work：IPW**）といいます。卒前教育から，このように実際の臨床を見据えた教育が必要と言われており，互いの職業の専門性について相互に知ることが重要となります。IPEで議論される領域は，以下の1)～3) です。

　　1) 個々の能力の育成
　　　①チーム医療に必要な知識や技能の習得
　　　②医療者の価値観や態度の変容
　　　③医療者の連携性に関する認識の変化
　　2) 協働性の涵養
　　　1) で育成された個人の知識や技能，態度をチームのなかで発揮できるよう
　　　目指す
　　3) 医療の質の向上
　　　患者中心の医療提供が達成されることで患者のアウトカムの向上を目指す

　これらを実践するためには，互いの職種の専門性や価値観を表現できなくてはならないので「自職種の役割・専門性を見つめ直すこと」「他職種の専門性に目を向けること」が必要となります。また，ディスカッションにおいては，良好なコミュニケーションで建設的な話し合いを行うためのノンテクニカルスキルを学び実践することなども求められます。

　対面でのディスカッションや実習が制限された環境でも，オンラインでの模擬患者症例カンファレンスや自由な対話などでIPEの実践が可能です（**図47**）。多職種で話し合える場の提供と支援状況をつくっておくことが重要です。

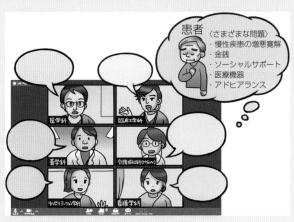

図47　模擬患者症例を用いたオンラインディスカッションイメージ

（北別府孝輔）

シミュレーション演習の実際
──押さえておきたい要素と理論

▶ 模擬実践だけではなく，その前後も大切
▶ 臨床に則したシナリオをつくる
▶ 意図的失敗を経験し，何度も繰り返しトレーニングできるようにする

▶ 効果的なシミュレーションの用い方

シミュレーションは，現実に代わる模擬的な環境を創り出し，意図的な経験を学習者に提供することができます。そして，「問題解決，意思決定，批判的思考を必要とする状況を提示し，学習者が自己の思考を振り返り，認知的思考を発達させることを促進する教育方法」[2] などと言われており，実技トレーニングにとても有用な方法です。

シミュレーション演習の最大の特徴は，意図的な失敗やミスを経験し，成功するまで繰り返し練習する場を提供するということです。効果的なフィードバックが行える学習方法ですが，学習目標によって学ばせ方やフィードバックの仕方が異なることを理解しましょう。もちろん，模擬実践で**前提となる知識・スキルを明確にし，習得してもらってから臨む**ことが必要です。

▶ シミュレーション演習の構成

シミュレーション演習もあくまで方法論の1つです。演習を取り入れることが目的とならないように注意しましょう。シミュレーション演習の主な流れは**表17**の通りです。

狭義のシミュレーション演習は，表17の③模擬実践と④ディブリーフィングを指すかもしれませんが，⓪事前学習や①演習の説明，⑤学習のまとめまで含めて構成される，と考えておくほうがいいでしょう。

⓪事前学習

模擬実践後に必要な知識をレクチャーすることは見受けられますが，模擬実践は「学んだ知識を統合・応用し，問題を解決できるか」のトレーニングであるため，**必要な知識は事前に理解しておく必要**があります。

表17　シミュレーション演習の流れ

⓪事前学習	模擬実践に必要な知識やスキルの事前学習
①演習の説明	学習目標，シミュレータなど，利用する教材や環境，基本原則（グランドルール）の説明
②ケースブリーフィング（事例の説明）	役割や課題を提示したうえで，患者情報を収集し，状態や発生し得る事態の予測，必要な行為を想定し，頭とこころの準備を行ってもらう
③模擬実践	意図的な模擬実践環境下で課題に対応
④ディブリーフィング（振り返り）	実施したシミュレーションを目標に沿って振り返り，フィードバックを得る
⑤学習のまとめ	評価のためのテスト実施

①演習の説明

　他項でも記載しているように学習目標や基本原則の提示は，シミュレーション演習においても欠かせません。本来用いる方法（模擬患者，シミュレータ，仮想環境）によって実施できることが異なるため，初めてシミュレーション演習を実施する場合は，より的確な説明が必要となります。

②ケースブリーフィング，③模擬実践

　事例（p.133）で説明します。

④ディブリーフィング

　ディブリーフィングとは，模擬実践のなかで行った行為・思考・感情を振り返り，何が良くて何が悪かったのかの評価・分析，学び，および今後の類似事例においてどのようにすべきかを考える，いわゆる**リフレクション（省察，振り返り）**のことです。

　実施目的は，学習目標到達に向けたフィードバックを得ることなので，ただ漠然と「今の模擬実践を振り返ってみよう」ではお粗末です。そこで有用となるのが，**構造化ディブリーフィング**です。

　構造化ディブリーフィングとして有名な方法は，プラス・デルタ法（**表18**），GAS法（**表19**）です。シンプルな項目設定なので用いやすく，グループでディブリーフィングを行う場合ではさまざまな意見を集められやすいため，効果的なフィードバックが得られます。

表18　プラス・デルタ法

プラス（Plus）	良かった点
デルタ（Delta）	改善点

表19　GAS法

Gather	情報を集める
Analyze	集めた情報を分析する
Summarize	まとめ

文献3）Phrampus PE, O'Donnell JM : Debriefing Using a Structured and Supported Approach. The Comprehensive Textbook of Healthcare Simulation, pp73-84, Springer, 2013, Table 6.2 を参考に作成

表 20　GREAT 法

G = Guidelines	シミュレーション内容に関する最新のガイドライン
R = Recommendation	シミュレーション内容に関する推奨事項
E = Event	実施した模擬実践を振り返り，何が重要な出来事であったかを確認する
A = Analysis	ガイドラインや推奨事項と比較して，うまく対処できたか，リソースは効果的に使えたのかの分析
T = Transfer of knowledge to clinical practice	患者ケアを向上させるために何を学んだか 次回，似たような場面で使える知見は何か

文献4) Owen H, Follows V : GREAT simulation debriefing. Med Educ **40**：488-489, 2006. より和訳
※G→R→E→A→Tの順序でディブリーフィングを行う。Gのガイドラインがない場合は，学習目標に
　沿って作られたチェックリストを用いる。

　一方で，学習者の意見がベースとなるため，十分な時間を取る必要があり，また客観的思考，批判的思考などが伴っていないメンバー同士だと的確なフィードバックにつながる意見が得られない可能性もあります。時間に関しては，シナリオセッションに 2，3 倍の時間を設けると言われることもありますが，これは学習成果や学習者の能力次第です。求める**学習成果によっては，端的にできていないことを指摘した上で，次への改善策を見出し，模擬実践に何度もトライできるようにしたほうが学習効果や効率が高まる場合があります。**

　このようなディブリーフィングを行うにあたり，GREAT法（**表 20**）で示されるように，模擬実践で求める行為や思考をあらかじめ提示しておき，それをもとに学習者は振り返り，自身ができていなかった点を端的につかみ，できなかった原因を分析して次への改善行動を明確にしたうえで，再び模擬実践に臨む，という方法が効果的かつ効率的です。

　ディブリーフィングには，指導者が必要と思われている方もいるかもしれません。もちろん指導者がディブリーフィングの進行や支援を行うことで，学習者が自ら気づくことができなかった点を指摘できたり，思考を促進する問いかけを投げかけたりできるというメリットが得られます。一方で，**指導者が話しすぎることによって，学習者自らが行う「実践を評価・分析し，改善を図る」という思考を奪うことも起こりえます。**また，多数の学習者が一度に受講するような場合は，人員の問題も出てきます。そのような場合は，**振り返る項目（問いかけ）を提示しておくことで，指導者がいなくともディブリーフィングを実施してもらうことが可能**です。

⑤学習のまとめ
　②➡④を繰り返し，トレーニングを行った後，学習目標に到達したかを確かめるためテストを行います。テストは模擬実践で用いるチェックリストで問題ありませんが，それまでに用いていない事例や状況でテストします。

▶ シミュレーション演習に欠かせない要素

　学生や新人看護師への提示事例は，実際の患者事例の断片をデフォルメしたようなものとすることが多いと思います。少しずつ段階を踏みながら学んでいくためのやり方ですが，全体像がわからないまま断片を学んでいると応用や統合が困難となるだけでなく，実践の奥深さや難しさが伝わらず，学習者の興味・関心や，知的好奇心をくすぐることもできません。

　そこで，臨床現場にできるだけ近い状況をつくり，臨床現場で実際に遭遇するような課題を与え，その時点で知っている知識を使って解決してもらい，現状のままでは解決できないことを実感してもらいます（**意図的な失敗**）。その後，例えば事例問題に対して，ベテランであればどのような情報をどのように解釈して，どんな結論を導いているのかといった思考過程を示したうえで，段階を経ながら課題に何度も挑戦し，学習者自身の力で解決できるようになっていくという構図にすると，高い効果が得られるでしょう。

　以上のことを踏まえ，シミュレーション演習を行っていくのですが，その際に押さえておくべきことがあります。それはGBS（ゴールベースシナリオ）理論に示される7つの構成要素です（**図48，表21**）。GBS理論は行動することによって学ぶシナリオ型教材を設計するためのフレームです[5]。

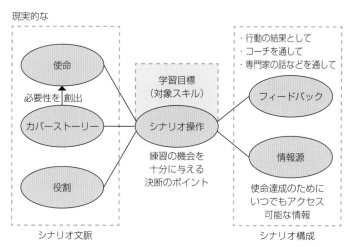

図48　GBS理論の構成要素

文献5）根本淳子，鈴木克明：ゴールベースシナリオ（GBS）理論の適応度チェックリストの開発．日本教育工学会論文集-B：312 図1をもとに作成

表21　GBS理論の構成要素の説明

構成要素		説明
シナリオ文脈	使命	学習者が達成しようとしている目標で，以下の要素を含んでいる必要がある 1）学習者がやる気になり，達成しようと思うこと 2）学習に入り込みやすいように，学習者がすでに知っていることや興味のあることに関連づけられていること 3）学習目標となるスキルや知識を使わせるものであること
	カバーストーリー	使命を現実的な課題として位置づけるために用意する導入的文脈 考慮する点を以下に挙げる 1）話のなかに，設計者側が教えたと思うスキルを活用し，知識を探し出すための十分な機会が設けられていること 2）話はおもしろみがあってやる気を与えられるものであること 3）一貫性があって現実的な内容であること
	役割	学習者がカバーストーリーのなかで演じる人を指す。必要とされるスキルを学習するのに最も適した役がシナリオから選ばれる必要がある。また学習者が演じる役割は特定されていることが重要となる
学習目標		演習の設計段階で定義されるが，学習者には目標として明示しない。学習者に何を学んでほしいかをはっきりさせることが重要であり，学習目標は以下の2つに分類できる 1）プロセス知識：目標達成に必要なスキルをどのように実行するかの知識 2）内容知識：目標達成に必要な情報
シナリオ操作		学習者が使命を達成するために行うすべての作業を指す。そのためには以下の内容が含まれている必要がある 1）使命と学習目標の2つが密接に関連づけられていること 2）学習者の相互のやり取り，もしくは教材とのやり取りを通して学習者が結果を出せるように，構成されていること 3）学習者が正しい情報を選択した場合は成功，正しく選択できなかった場合は失敗という結果を与えること 4）学習者が練習できる場をできる限り多く用意すること
シナリオ構成	フィードバック	適切なコンテンツのなかで設定され，適切なタイミングで提供されること 学習者が対象領域の内容とスキルを学習する場面で設定される。フィードバックは以下の3つの方法のいずれかで提供されること 1）行動の結果として 2）コーチを通して 3）類似経験をもつ専門家の話を通して
	情報源	学習者が使命を達成するために必要とする情報を意味する 1）学習者が使命を達成できることを支援するように，簡単にアクセスでき，よく構成された情報を十分に用意すること 2）学習者自身が望んだ時にいつでも，情報を入手できるように設定すること

文献5）根本淳子，鈴木克明：ゴールベースシナリオ（GBS）理論の適応度チェックリストの開発．日本教育工学会論文集-B：312 表2をもとに作成

▶ 大人数に対するシミュレーション演習

　学内でシミュレーション演習を実施しようとすると，どうしても模擬患者やシミュレータの数，資機材の数等の問題で，同時に実施できる場所が限られてしまいます。そのため，複数人で1人の患者の対応を行う（模擬実践）という非現実的な看護実践となってしまったり，自分が模擬実践するのは1回程度で，他の場合は誰かがやっているのを見ているだけのシミュレーション・テストになってしまったりすることが多々あります。これでは，「意図的な失敗やミスを経験し，成功するまで繰り返し練習」するというシミュレーション演習の最大の利点を活かせていません。

　学習者を何組かに分けて，複数回授業を実施すること，実施環境としてある程度のスペースや資機材，人員（マンパワー）を確保できる場合は，図46（p.123）のようにそれぞれの教室をオンラインでつなぎ，実施することも方法の1つです。しかし，これらの場合でも成功するまで何度も繰り返し練習するというのは難しいところがあります。そこで検討したいのが，表16（p.124）で示したオンラインでの映像教材やバーチャル教材を使用したシミュレーションです。介入行為が実施できなかったり，映像教材の作成に労力を要したりしますが，質の高い模擬実践を提供することができます。また，有料ですが，パッケージ化されたバーチャル教材を利用することができます。

事例

消化器疾患の術後急性期の看護におけるシミュレーション演習

✓ チェックポイント

▶ シミュレーション演習で用いる知識を事前に身につけられるように演習を設計する
▶ 演習の設計次第でオンラインを利用して学習者が一斉にシミュレーション演習を行うことも可能である
▶ チェックリストを作成することで，ディブリーフィングも自主的に行える

　　ここでは完全に遠隔で実施したシミュレーションの授業設計を紹介します。知識伝達型のレクチャーではなく，学生自身が情報をアセスメントしてそこから看護問題を見出すことを目指した時に，完全に遠隔で実施できる方法としてこのシミュレーションを設計しました。

　　本当は実際に学生自身が観察を行い，情報収集から実践できるほうが望ましいのですが，「得た情報をアセスメントする」ことに重きを置きました。また，90分で展開できるよう「学生全員が一気にシミュレーションできる」ということがこの設計の特徴です。これは完全な遠隔ではなくハイブリッド型の設計でも，また対面での設計にも活用できると思います。

▌胃切除術を受けた患者の術後の観察

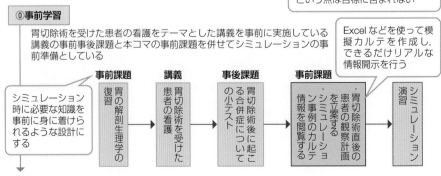

図 49　シミュレーションの概要

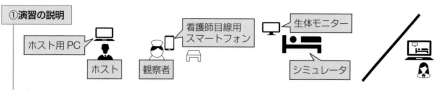

①演習の説明

①スマートフォンで Zoom に参加し，外側カメラを看護師の目線カメラとして使用する（ピンスポット設定）
②生体モニターは iPad の SimMon® アプリを使って代用できる
③シミュレータは高機能である必要はない
　腹腔ドレーン，膀胱内留置カテーテル，創部のドレッシング，酸素マスク，硬膜外麻酔の硬膜外カテーテルを擬似的に装着する。
④血圧計，Spo₂ モニターなど観察に必要な物品を準備する
⑤看護師役は事前に決めた設定の通りに患者を観察し，その時の目線がカメラに映るようにする
　声掛けは実際に行う
⑥ホストは患者の声を担当する。観察の結果をチャットに入力する

・上記の演習室の設定と学習目標を学習者と共有する
・観察の目線を学生全員で確認し，そこから得られた情報を元にアセスメントを行う
・同じ設計で 3 事例行う

②ケースブリーフィング

事例の提示と状況設定の説明
・年齢，性別，疾患，術式，手術の経過などを確認する
　（事前学習ですでに開示済み）
・学習者から事前に知りたい情報があれば確認する
　（必ずしも答える必要はない）
・「本日事例の患者を担当しています
　9 時から手術が始まり，11 時 30 分に帰室したところです
　今から教員が患者の観察を行うので，得られた情報をアセスメントしてください
　観察結果は視覚的に得られるものは映像が映されます。見てわかりにくいものは声に出して伝えたり，Zoom 内のチャットに書き込みます」
・「患者情報，これまでの授業資料，参考書などを見ながら実施してかまいません」
・「観察終了後に 10 分間時間を取るのでその間にアセスメントをまとめてください」

> 患者情報や状況を再確認し，これから学習者が行うことを詳細に伝えます
> カルテを見返したり，資料を見たりしながら進めてかまわないことを伝えます

③模擬実践

・看護師役の教員は自分の目線をカメラに移しながら観察を行う
・視覚的にわかりにくい情報は看護師役の教員が声に出して伝えたり，ホスト役の教員が Zoom のチャットに書き込んだりして伝える
・痛みがある，出血があるなど 1 点だけ異常箇所を想定して情報を提示する
　（複数の事例を行う中で異常がない事例を扱うのもよい）
・心電図，脈拍，Spo₂ はモニターに表示する
・看護師役の教員の声かけに対してホスト役の教員が患者役として返答する

④ディブリーフィング

> 自作のチェックリストを用いた GREAT 法

・教員の想定するアセスメントの内容をリストにして配信し，チェックリスト方式で自分のアセスメントを自身で評価する
・学習者を数人指名し，十分にできた部分と不足だった部分を共有する
・次回から改善可能な点を考える

> チェックリストを用いることで，教員がほとんど介入しなくても，学習者は短時間で必要な振り返りを行える

⑤反復演習

・繰り返し経験できることが重要。すぐに新たな事例を実践する
・事例は同じで，詳細な情報や生じている合併症を変えるだけでよい

⑥全体のまとめ

図 49　シミュレーションの概要（つづき）

表22 **GBS理論に基づいたシミュレーション計画の構成要素の確認**

胃切除術を受けた患者の術後の観察シミュレーションの構成を表21の内容に沿って確認してみます。GBS理論に沿って考えることで，押さえるべき構成要素を確認しながら設計することができます。

GBS要素		内容
シナリオ文脈	使命	1）講義から継続したテーマを用い学習者が興味を持てるように配慮している また，実習で担当する可能性があり，実際に担当することになった際にハードルとなり得る術後の患者の観察をテーマとしている 2）同上 3）学習目標である術後の患者の観察に関連する知識を用いたシミュレーションである
	カバーストーリー	1）事前の講義で伝えた術後の合併症の知識が観察に活かされる内容になっている 2）できる限り臨床に即した事例を用いる。Excelなどを用いた模擬カルテを作成することで臨床に近い形で情報収集することができる 3）同上
	役割	術後当日の看護師役とする 実習では実際にひとりで観察することはないが，担当看護師役を演じることは学習目標達成に向けて適している
学習目標		手術を受けた患者の帰室時の観察を行うことができる 1．胃切除術直後に起こりうる合併症について説明できる 2．胃切除術を受けた患者の観察項目を説明することができる 3．観察した内容をもとにアセスメントすることができる
シナリオ操作		1）使命と学習目標は密接につながっている 2）教員が意図して見せた教材を，学習者がその場で得た情報としてアセスメントする設計となっている 3）アセスメントの不足や間違いがある場合に，終了後にチェックリストを用いて気づくことができる 4）同じ条件で詳細情報の異なる3事例を行う
シナリオ構成	フィードバック	1）教員が事前に作成した観察のチェックリストをもとに実践内容について振り返りを行う 2）情報の判断については全体で共有し教員からフィードバックを行う 3）同上
	情報源	1）患者情報はいつでも確認することができるように配信する 2）カルテだけでなくアセスメントの参考になる資料などを見ながら進めてもよい

本気で取り組むロールプレイ演習
──オンラインでもできる方法

ポイント

▶ ロールプレイングは，演じた役の価値観や心理を体験的に理解し，自己の役割を省みる方法である

▶ 演じる役のイメージを膨らませることができるような人物設定と場面を準備する

▶ 役を「本気」で演じられるような場づくりを行う

　看護師として，対象の多様性を認め理解するには，相手に共感できる能力が求められます。それを高める方法として**ロールプレイ**があります。ロールプレイをシミュレーション演習の模擬実践に用いることもできますが，本項では，ロールプレイならではの効果，シナリオづくりのポイント，そのオンラインでの実施の仕方を解説します。

▶ ロールプレイの効果と種類

　ロールプレイの効果としては，主に「演じた役の価値観や心理を体験的に理解できる」「他者を演じることで，自分自身を省みることにつながる」の2つが挙げられます。

　また，その種類は**表23**に示すように大きく分けて4つの型がありますが，実際のロールプレイは型がきれいに分かれるわけではなく，複数の型が含まれていることも多くあります。

表 23　ロールプレイの 4 つの型

ロールプレイの型	概要	特徴
ケース型	特定の場面を想定し，条件などが設定された状況のなかで実施	擬似体験を通し，現状の到達点や課題を知ることができる
問題解決型	実際に起きている，あるいは過去に起きた問題をテーマに実施	問題発生時の対応をさまざまな視点から議論できる
グループ型	グループごとに分かれ，それぞれの役割を変えながら繰り返し実施	それぞれの立場に立つことができるため，対応方法をさまざまな視点で検討できる
モデリング型	代表者がロールプレイを行い，全員で模倣したり対応したりする	全員でイメージを共有したい場合に効果的

▶ シナリオづくりのポイント

シナリオづくりのポイントは以下の2つです。

● 演じる役のイメージを膨らませることができるような人物設定と場面の提示

ロールプレイの学習目的は，上述の通り演じた役割の対象理解となります。ただし，「では○○を演じてください」といわれても，他者や普段経験しない役割を演じるのは困難で，たとえ表面上演じることができたとしても，価値観や心理などを理解するまでに至るのは難しいでしょう。

どのような使命を担い，どのような条件や状況にあるのか，どのような経過があって今に至っているのか，行動の背景にある思考・感情・望みなどの，その役のイメージを膨らませることができる情報を持たせた人物設定をつくり，提示することがポイントです。そして，その人物が日頃経験するような場面，困るような場面などを模擬体験することで，演じた役の思いや心情を感じることができます。

●「本気」で演じられるような場づくり

ロールプレイをしてもらうなかで，よく見かけるのが「笑い」です。笑っていること，楽しんでいることが決して悪いわけではありませんし，演じる役として「笑う」のであれば問題ありません。しかし，笑いが馴れあい，おふざけから来ているものであれば，学習に集中できていない証拠であり，不適切です。

また，照れ隠しによる笑いもよく見受けられます。プロの俳優ではないので，演じることに照れが生じることは致し方ありません。ですが，役になり切って演じなければ，その役の心の動きをつかむことはできません。**緊張感をもって取り組み，演じることへの照れなどを払拭するためには，p.67，70で紹介した心理的安全性の確保や基本原則（グランドルール）の提示が欠かせません。**

▶ オンラインで実施時の注意点

オンラインで実施する場合は，これまでにもご紹介したように画面越しとなるため，情報量が対面より不足してしまいます。**非言語的リアクションや表情などは，オーバー気味に演じることが求められます。**さらには，顔だけでなくしぐさや体勢といったことが重要な情報となるようなロールプレイであれば，**カメラから少し距離を取り，上半身や体全体が映るような位置で演じることなどを条件として追加提示しておくことも必要でしょう。**

心不全患者を演じる

▶ 看護師役だけでなく患者役を行うことにも意味づけをする
　※急に生活習慣の変容を求められる患者の
　　戸惑いや困難さを体感して理解することが目的
▶ 録画データを作成することで，学習者に緊張感を与える
▶ 時間に余裕をもって設計する。個人の考えでは気づけない思考やアイデアなど
　を共有できるように進行する

■ ロールプレイの事例

> ロールプレイを演じる人に合わせて性別を設定しましょう。年齢は患者さんに多い年代にするのがいいでしょう。

Ⅰ．事例情報　伊藤恵美　48歳　女性　155 cm　68 kg
　1．主病名：心不全　狭心症
　2．主症状：労作時の息切れ
　3．治療計画：輸液，内服薬の調整，リハビリテーションの実施
　4．検査内容および日程　採血，心エコー，その他冠動脈CTなど必要時追加
　5．現病歴
　　　心不全を発症し緊急入院（EF 25％，BNP 700）。ハンプ®投与，酸素投与，内服治療が行われ，4日程度で急性期を脱した。その後バイタルサインはBP低めで安定して経過している。

Ⅱ．経過

> 患者のイメージがつきやすいようにある程度の情報を作成して提示しています。患者役になりきれるように，事前に心不全の患者像を講義で伝えておきます。

・心不全急性期を脱し，安定してきているが血圧は低値でありEF 25％と心機能は低下した状態である。急性増悪のリスクを抱えており，今後も生活のマネジメントが必要な状態が続いている。
・心不全の病識がなく，食事指導，禁煙指導，減量，血圧の管理，内服指導，水分摂取に関する管理，運動，心負荷を減らす生活などを伝えなければならない。
・食事は夫と分担して作っているが，昼は近所の定食屋で揚げ物などの外食をしている。夜は週に4回程度は自宅で食事をしているが，仕事の付

き合いで居酒屋に行くことも多い。

・仕事は保険の営業職で移動は車を使用することが多い。休日は自宅で本を読んだり映画を見たりして過ごすことが多い。

・言動から指導に拒否的な反応はなく理解力はある。

・心房内血栓の疑いでワーファリン®による治療が開始され，適宜量が調整されている。今後も内服を継続していく必要がある。最終的に1mg/日を毎朝食後に内服することとなった。

・状態が安定して入院15日目で退院することとなった。

Ⅲ．学生の課題

看護師役：退院を控えた伊藤さんに対して生活指導の面談を行うこととなりました。「食事」「運動」「内服」の3つのうち1つのテーマを選択して指導を行ってください。1回の面談時間は15分の予定です。

面談時にパンフレットなどを使用したい場合は，PowerPointで作成し，画面共有機能を使って共有してください。

患　者　役：伊藤恵美さんになりきって面談を受けてください。事例情報に記載のない部分については自分で情報を追加してかまいません。

ロールプレイ演習の設計

授業内容：心不全患者のセルフマネジメント能力を高める援助
開設時期：3年後期　　**対象人数**：100名
授業目標：1. 心不全患者のセルフマネジメントを高める援助を実践できる
　　　　　　 2. 退院時の生活指導を受ける患者の心理を知ることができる
　　　　　　※Zoomを用いて退院時指導のロールプレイを行う

> 役を体験して感じたことから学びを得ることが目標になる。この事例では看護師役の練習だけでなく，患者を演じることでその心理を知ることを目的とする

時　間	内　容	学習者の行動	教員の行動
事前学習	事例を元に患者像をイメージする。事例に対しての退院時指導を計画する	事前課題に取り組む	・事例を配信する
0：00〜0：10	導入 ・1回の面談は15分とする ・失敗してもよい ・役になりきって全力で演じる ・上半身全体が映るようにカメラを配置し，オーバーリアクションで受け応えする ・面談中は画面録画機能で撮影し，動画ファイルを提出する	説明を聞き，内容を理解する不明な点があれば質問する	・導入に記載のある内容について説明し，質問を受ける ・画面録画機能の方法について説明する
0：10〜0：15	ペア作り 2人×50ペア	ブレイクアウトルームの招待を認証する	・ブレイクアウトルーム機能を用いて学生を自動割り付けする ・教員が適宜ブレイクアウトルームに参加するが，気にせずロールプレイを続けるように伝える
0：15〜0：40	ロールプレイ1 アセスメントの統合と看護問題の抽出	ロールプレイを行う ロールプレイ中は画面録画機能を用いて動画を撮影する	・ブレイクアウトルームを巡回する ・録画を提出するのですべて回れなくてもよい
0：40〜0：50	全体共有 ・看護師役 「どのような計画を立てていたか」「うまくいったことと思い通りにいかなかったこと」を発表する ・患者役 「面談を受けてどのような気持ちになったかとその理由」を発表する	指定されたペアは左記の内容について発表する	・ペアを指定し発表を促す
0：50〜1：20	ロールプレイ2 看護計画の立案	役を入れ替えてロールプレイを行う ロールプレイ中は画面録画機能を用いて動画を撮影する	・ブレイクアウトルームを巡回する
1：20〜1：30	全体共有 ロールプレイ1後の全体共有と同様	指定されたペアは感想を述べる	・ペアを指定し発表を促す ・全体の振り返りを行う

> 導入でロールプレイ実施時のルールをしっかり確認することが，成功の秘訣

> ロールプレイの予定時間は15分であるが，時間設定は25分とかなり余裕をもって設計している。オンラインではこの余裕設計が重要！

> 全体共有では特に，患者役をやって感じたことやそのなかでの学びをしっかり共有させる

> 録画の提出を課すことでロールプレイに緊張感を。教員がブレイクアウトルームをラウンドすることを，事前に伝えることも効果がある

> 学生がやることはわかりやすく明確に提示するようにしています。
> 1回の面談時間も提示しておくと，看護師役が準備しやすくなります。患者役の学生に足りない情報を追加させることで，より患者のイメージを深める機会にもなります。

締めて，戻って，次につなげる
——あらためてリフレクションを考える

ポイント

▶ 次の授業や今後の実習・実践に何が活かせるのかを熟考するのがリフレクションである

▶ 何について，どのように振り返るかを明確にして学習者に提示する

授業終了時に質問を受け付ける時間を取って，それで終わりにしていることはないでしょうか。学んだつもりになってしまわないよう，学習目標に到達しているかを確認する理解度テストの実施も大切です（p.49）。さらに，学んだことを振り返り，自己の課題やそれに向けた改善策，次の授業や今後の実習・実践に何が活かせるのかを考えるリフレクションの時間を取ることもお勧めです。

ここからは対面式でもオンラインでも共通するリフレクションを支援するポイントを紹介します。

▶ あらためてリフレクションとは

リフレクションにはさまざまな定義[6]~[10]がありますが，要約すると「ある事柄を意図的に振り返り意味づけし，そこから得られた知見を，次に活かしていく思考プロセス」のことです。**思考プロセスは，リフレクションの焦点（対象）に対する【結果やそれに至る行為・思考・感情の記述】➡【評価】➡【批判的分析】➡【学び・教訓の抽出】**となります（図50）。

焦点としては，①内容，②プロセス，③想定があるといわれており[11]，授業でのリフレクションにこれらの焦点を当てはめたものを表24に示しています。

▶ リフレクションで将来に生きる力を養う

図51は，熟達化の段階とパフォーマンスを示したものです。同じような経験をしているはずなのに，数年経過すると発揮できるパフォーマンスに大きな開きが生じることを，みなさんも体験していると思います。質の高い内容を伝え経験させることは教員の役割ですが，以下のような力を養って社会に出すことも私たちの役割です。これらの能力は成長のスピードにも関与してくると考えられます。

- 学生時代の経験から次に活かせる学びを得る力
- 効果的・効率的で，自分に合った学び方を自ら模索する力
- 凝り固まった価値観や慣習にとらわれず，最適な問題解決の方法を模索できる力

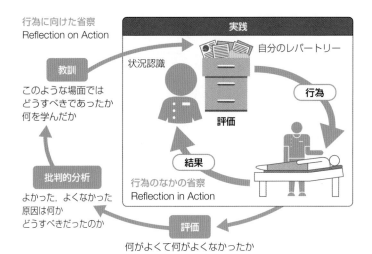

図 50　リフレクションの思考プロセス

表 24　授業でのリフレクション支援の例

授業における焦点		リフレクションを促す問いの例
内容	学習内容に対するリフレクション	1. 講義・演習のなかで印象に残った内容に焦点を当て，その内容で自分が行ったこと（実施行為），考えたこと（判断等）を記載してください 2. 自分自身の行為・思考に対して，よい点，よくない点を評価してください 3. なぜよかったのか，なぜよくないのかを分析して記述してください 4. 自分自身の課題と課題解決に向けた行動計画を，具体的に記述してください
プロセス	学習プロセスに関するリフレクション	1. 本授業でのあなたの目標到達度や学習成果を記載してください 2. 授業においての学び方，取り組み方でうまくいった点，うまくいかなかった点を記述してください 3. なぜうまくいったのか，なぜうまくいかなかったのか分析して記述してください 4. 次の授業ではどのように学んでいけばよいと考えるかを記述してください
想定	想定・価値観・信念に関する振り返り	1. 授業のなかで印象に残った出来事を思い出し，その時の自分の考えや抱いていた感情を記載してください 2. 授業の出来事は，自分自身が想定していた結果と一緒であったか，異なっていたかを記載してください 3. なぜ異なっていたのかを分析してください 4. 次回，同じような場面に遭遇した場合，どのような態度や捉え方で臨むのか記述してください

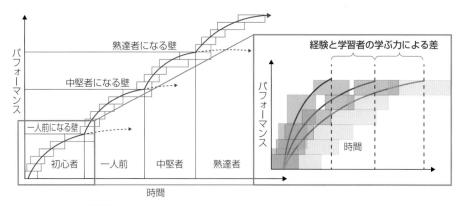

図 51　熟達化の段階とパフォーマンス

注：長方形は熟慮された練習などの質の高い経験によってある段階のスキルや知識が獲得されることを示す。

文献 12）金井壽宏, 楠見孝（編）：実践知——エキスパートの知性. p38, 有斐閣, 図 2-1, 2012 より作成

▶ 授業終了時のリフレクション実施のポイント

　授業終了時にリフレクションを行ううえでのポイントは，ただ「振り返ってみよう！」という呼びかけだけではなく，**「思考プロセス」と「何に対して振り返るか」の焦点を定めて提示**することです。表 24 に例を示しています。

　リフレクションの記述は，どうしても時間がかかってしまうため，授業時間内におさめることが難しい場合もあると思います。その場合は，事後課題とすることや，毎回授業で印象に残ったことや重要だと感じたことをメモしておいてもらい，複数回に 1 回しっかりと記述してもらうのも方法です。

　さらに，リフレクションは学習者自身の行為ですが，記述内容を学習者同士で共有することにより，多様な考え方や価値観を知る機会ともなり，教員にとっても意図した学習が提供できていたのかなどのフィードバック情報となります。共有方法は，Web アンケートに記述してもらい，データが入るシートを共有する，掲示板を活用することなどが挙げられます。他者のリフレクション内容を共有してもらいたいと思っても，学習者が他者のリフレクション記述を読まない可能性もあります。そのような時は，必ず誰かのリフレクション記述にコメントを入れるなどの課題を与えることも 1 つの方法です。

> **!** **ワンポイント講座**

学習・記憶・省察と看護実践との関係性

　本書では，人の記憶メカニズム，ガニェの5つの学習成果分類，リフレクションについて触れていますが，それらはどのように関係しているのか，イメージできているでしょうか？

　リフレクションは看護教育の領域での研究も多くあり，看護基礎教育機関でも病院などの施設においても比較的浸透している用語だと思います。講義，演習，実習，研修，OJTなど，どの教育においても，学習者のリフレクションを支援する目的は「長期記憶にレパートリー，マイセオリーとして保存し，類似事例に遭遇した際に想起し用いることができる」ことではないでしょうか。

　図52は，本書で紹介した用語の関係性を模式的に表したものです。

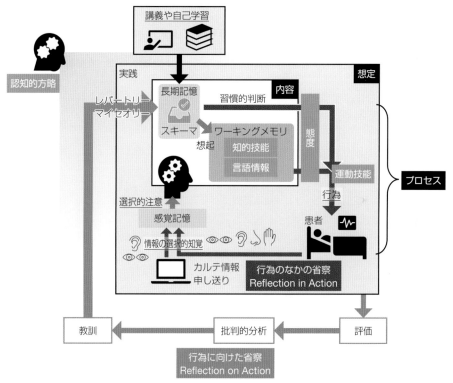

図52　看護実践と学習成果（学習目標），記憶の関係性の模式図

内　　容：その場で生じている事柄・問題の内容
プロセス：問題解決を図るための方法や方法
想　　定：問題を問題としてみなしたことの妥当性，問題とみなした枠組み・価値観

● 引用・参考文献

1. Lombardo RW, Eichinger MM : The Leadership Machine ; architecture to develop leaders for any future. Lominger, 2002.
2. MH オーマン，CB ゲイバーソン（著），舟島なをみ（監訳）：看護学教育における講義・演習・実習の評価．医学書院，2001.
3. Phrampus PE, O'Donnell JM: Debriefing Using a Structured and Supported Approach. The Comprehensive Textbook of Healthcare Simulation, pp73-84, Springer, 2013.
4. Owen H, Follows V : GREAT simulation debriefing. Med Educ 40：488-489, 2006.
5. 根本淳子，鈴木克明：ゴールベースシナリオ（GBS）理論の適応度チェックリストの開発．日本教育工学会論文集 29(3)：309-318，2006.
6. ジョン・デューイ（著），市村尚久（訳）：経験と教育．講談社，2004.
7. Boyd EM, Fales AW : Reflective Learning : Key to Learning from Experience. J Humanist Psychol 23(2)：99-117, 1983.
8. Boud D, Keogh R, Walker D : Reflection ; Turning Experience into Learning. pp7-17, Routledge, 1985.
9. Reid B : 'But we're doing it already!' Exploring a response to the concept of reflective practice in order to improve its facilitation. Nurse Educ Today 13(4)：305-309, 1993.
10. Atkins S, Murphy K : Reflection : a review of the literature. J Adv Nurs 18(8)：1188-1192, 1993.
11. ジャック・メジロー（著），金澤睦，三輪建二（監訳）：おとなの学びと変容──変容的学習とは何か．鳳書房，2012.
12. 金井壽宏，楠見孝（編）：実践知──エキスパートの知性．p38，有斐閣，2012.

4章

学びの効果（成果）を測る

教育評価の意義と必要性
──学生全員を学習目標へ到達させるための評価

▶ 学習者全員を学習目標に到達させるための方略の検討・実施に向け，授業開始前，授業途中での評価（形成的評価）を行う

▶ 教育評価のあり方

　　学習者全員が学習目標に確実に到達することは，教員誰しもが望むことでしょう。このような結果が生まれるように教授設計を行うことを，**完全習得学習（マスタリーラーニング）**と呼びます。完全習得学習では，表25に示されている評価を通して「教授活動の質は，個々の学習者への影響の見地から評価されるべき」とされています[1]。**教授活動と評価は一体的に捉えられており，図53に示すように形成的評価や診断的評価は教授活動改善の手がかりを得る手段**ともなります。

▶ 看護実践評価に欠かせないパフォーマンス評価

　　評価方法の代表的なものが選択回答式テストや自由記載，論述試験などの筆記試験です。さらに，ある状況下で適切に知識やスキルが発揮できているかという**パフォーマンス評価**も欠かせません。パフォーマンス評価としては，実技テストや観察記録，小論文などが挙げられますが，重要なのは臨床で発揮される能力とリンクしているかどうかです。評価する際には，**①実臨床（実社会）で起こりうる文脈の**

表25　評価の種類と目的

評価の種類	評価の目的・留意点
診断的評価	前提となる学力の実態を明らかにするためのもの ● 新しい単元を学ぶにあたって必要となる学力や生活経験がどの程度形成されているのか，存在しているのか確かめる
形成的評価	ある学習目標を達成するために，教育活動の途中で行うもの ● 教育活動の展開をコントロールしたり，教育活動へフィードバックしたりするためのもので，学習者にとっては学習の見通しを得るために行われる ● 形成的評価は，単元のポイントとなるところで実施し，結果はすぐに学習者にフィードバックする
総括的評価	単元が終了した際に，成果の把握や評価，単位取得認定を行うためのもの

文献2）政岡祐輝他（編著）：OJTで使える！　臨床での指導に必要な「教え方」のスキル13. p124，日総研出版，2020を参考に筆者作成

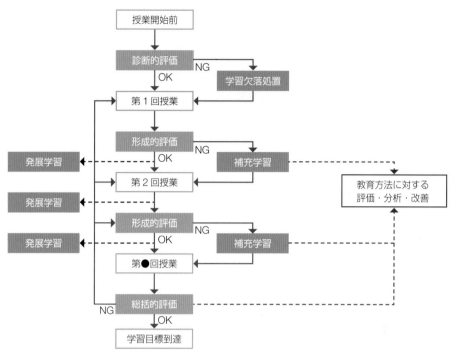

図53　完全習得学習の授業モデル

なかで，②臨床（実社会）で直面する課題を与え，③臨床（実社会）で行う活動を もって，④臨床（実社会）で求められる知識・スキルが発揮できるかを評価する， ことが重要です。

　パフォーマンス評価では，チェックリストやルーブリック評価（p.149）といった 方法が多く用いられます。

▶ オンラインを利用して評価を行うメリット

　これまでにも知識確認テスト（p.52）におけるオンラインアンケートの利用，マ ルチメディア教材（p.124）を紹介しましたが，評価ならびにテストにオンラインを 用いることのメリットを以下に紹介しておきます。

- テスト採点が自動化/半自動化できる
- テスト結果の即時フィードバックができる
- テスト結果はデータとして蓄積されるため，集計・分析・管理が容易で作業の省 力化が図れる
- テストを多く作成しておくことで，ランダムに出題することができるため，テス ト出題バイアスを減らせる
- マルチメディア教材を用いることで，ペーパーテストでは実現できなかった臨床 に近い環境での評価が可能となる

- 回答所要時間や回答の書き直し回数など，ペーパーテストでは取得できなかった情報が取得できる（操作ログが取得できるような仕組みが必要となる）
- 教室など会場に来なくてもテストを受けることができる
- テスト用紙の印刷や配付作業が不要となるため，コストが削減できる
- テスト開始・終了の日時などを設定しておくことができる

⚠ ワンポイント講座

理解度テストやチェックリスト作成のポイント

　学習到達度の評価方法として，講義では客観テスト作成や記述式テスト，演習や実習ではチェックリストやルーブリック評価表の作成が欠かせません。信頼性を担保するためのポイントを**表26，27**に紹介します。

表26　客観テスト作成のポイント

学習成果	説明・ポイント		形　式
言語情報	知識として思い出すことができればよい学習目標 ※**授業で扱った内容のみを出題**	実習や実践で暗記していなければ対応できないような内容を扱う	再生形式
		実習や実践の場においてマニュアルやメモ帳などを見ながらでも対応できればよい内容	再認形式
知的技能	ある約束事に基づいて弁別したり，ルールを適応して判断したりするような学習目標 ※**授業で扱った例や教科書などで紹介されている例（設問）とは異なる例（設問）を使って**，講義内で学んだ約束事やルールが応用できるかを確認する。同じ設問を使用すると，覚えてしまうことで回答できてしまうため，知的技能を確かめるテストにはならない		再認形式 記述式（論文体） テスト

表27　チェックリスト，ルーブリック評価の評価基準作成のポイント

評価可能性のチェック項目	NG例	OK例
1項目で1つのことを問うている	患者情報を電子カルテから収集し，正常・異常を判断し，必要となる行動計画を考えることができる ※複数のことが問われており，考えることができたかは，発言する・書くなどの行為でしか評価できない	患者の診断，治療方針，身体所見，検査データ（血液，画像データ）の情報を電子カルテのどこで得られるか述べられる
項目内容が客観的に評価可能である（動作動詞を用いている）		患者のこれまでの経過や状態をふまえて，血液検査の数値の正常・異常を判断できる
		患者状態をアセスメントし，1日の行動計画を述べることができる
問うている内容が明確である		実施結果を電子カルテのケア実施，看護記録に入力できる
評価方法がチェック項目と合致している	電子カルテから患者の状態アセスメントに必要な情報を収集する ※電子カルテの操作を確認したいのか，アセスメントに必要な情報の理解を問いたいのかが不明確。また，「ややできる」「あまりできない」は，その判断が主観となってしまう	**項目**：患者の状態アセスメントに必要な情報を3種類以上説明できる
		評価方法：「3種類以上説明できる」「2種類説明できる」「1種類説明できる」「説明できない」の4段階で評価
		項目：電子カルテを操作し，収集したい情報にアクセスすることができる
		評価方法：「できる」「できない」の2段階で評価

文献3）平岡斉士：チェックリストでチェックできるかをチェックリストでチェックしよう．日本教育工学会第34回全国大会（東北大学）発表論文集．pp321-322，表1，2018をもとに作成

学習評価とフィードバックは
必ずセットで
——評価が未来につながる

ポイント　▶ 学生が自身の実力を知り，将来の行動指針をつくれるようにすること

みなさんは，学習活動の実施後にフィードバックを必ず行っているでしょうか。
　学びの効果を測定するためには評価が必須です。それをもとに発展的な学習につなげたり，再学習を行ったりしながら，目標への到達を目指していくからです。そのためには，学習者への**フィードバック**もまた必須となります。

▶ フィードバックのポイント

フィードバックとは「耳の痛いことであっても，部下の現状をしっかりと伝えて，将来の指針をつくること」といわれています[4]。この「将来の行動指針をつくること」が自分自身でできるようになる＝「教えなくても自分で学んでいける人を育てること」だといえます。
　フィードバックには，2つの行動が含まれています。
　1つ目は，「**（相手にとって耳の痛いことであっても）相手に現状をしっかり伝える**」ことです。学習活動をより効果的なものとするため，目標に到達するためには，必ずフィードバックを行う必要があります。ただし，理不尽かつ感情的なフィードバックはあってはならないものです。フィードバックする際のポイントは，「相手に伝わっているかどうか」です。抽象度が高く，主観的なフィードバックでは，理解することがなかなか難しいものです。そのため，可能な限り客観的な評価を用い，具体的に何ができていて，何ができていないのかを伝えることが大切です。特にオンラインの場合，学習者に「温度感」が伝わりにくいこともあるため，明確かつ相手が理解できる言葉を用いて伝える必要があります。
　2つ目は，「**将来の行動指針をつくる**」ことです。具体的には，到達度の評価の結果をふまえ，学習者自身に行動を振り返らせて，今後の学習計画を立てる支援を行います。ここで重要なことは，学習者のもっている力を信じることです。教員が考える行動指針を安易に提示するのではなく，学習者自身が考える機会を与えることも必要です。ただし，どれだけ考える時間を与えても，学習者が解決策を見出せない場合もあります。そんな状況で時間だけ与えられても，それはただの苦痛になるだけかもしれません。このような場合には，客観的なアドバイスや支援を提供する必要があります。
　教育におけるフィードバックは，ホメオスタシスの維持で登場するフィードバッ

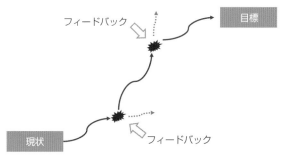

図54　フィードバックのイメージ

ク調整と同じです。図54で示すように学習者が間違った方向に向かってしまっているところで，学習者が自らの現状を捉え進むべき方向を正し，学習目標に到達するように働きかける手法となります。

授業でも重要なフィードバック

前段を読んで，実習やOJTでのことを連想している方も多いと思います。ですが，授業においても上述の（耳の痛いことであっても）相手に現状をしっかり伝えるという「**情報通知**」と，将来の行動指針をつくるという今後に向けた「**立て直し**」が重要といわれています[5]。

講義や演習の後，理解度テストやチェックリスト評価を行い，学生自身が現状の理解度や到達度を捉えられるようにすることが，まさに「情報通知」となります。テストや演習では解答の解説を準備し，どのような点が自分と違うのか，どこを再学習すべきなのかを学習者に伝えることが「立て直し」になります。**事例検討や演習では，教員の思考過程（事例アセスメント）をしっかりと伝える**ことも学習者の「立て直し」に重要な要素となります。評価だけを行うのではなく，必ずフィードバックをセットにして行いましょう。

学習者同士が互いに評価する
──新感覚のピア評価

▶ ピア評価基準を明確にする
▶ ピア評価を練習する機会を設ける

　各授業・単元において，学習者の目標到達度を評価するためにルーブリック評価表を作成し，活用されている教員は多いことでしょう。ルーブリック評価表の課題である評価基準の信頼性・妥当性の担保はもちろんですが，「誰が評価をするのか」ということも重要です。

　授業や単元の評価は元来，教員のみが行うもの，と考えがちですが，評価基準さえ明確にすれば学習者同士でも評価が可能です。ここでは，ピア（peer：仲間，同僚）である学習者同士が相互に評価する**ピア評価**の方法と注意点を解説します。

▶ 何ができたら「合格」なのかを客観的に示す

　ピア評価は，教員・学習者双方にとってメリットのある方法です。教員は学習者が行った評価を参考にしながら最終的な評価ができるため，教員の負担を減らすことが期待できます。また，学習者は評価を受けるだけではなく，他者へフィードバックや評価をすることで，同じ視点・評価基準で自己評価も行えるため，学習効果の向上が期待できます[6]。

　ピア評価ではまず「何ができれば合格なのか」を明確にする必要があります。評価者（学習者）によって評点が異なってしまうような評価基準は，信頼性が高いとはいえません（これは教員が行う評価についても同じです）。**評価者によって差異が生じないようにするためには，どのような条件下で，何がどの程度ができたら「合格」なのかを客観的に明示**します。これは**表28**に示す目標行動，評価条件，合格

表28　学習目標明確化に必要な3要素

要素	ポイント
目標行動	行動で目標を示す 例）述べる，記述できる，実施する
評価条件	評価の条件を示す 例）参考書を用いて，電卓を用いて
合格基準	合格基準を示す 例）60点以上，10分以内に，すべての項目を満たす

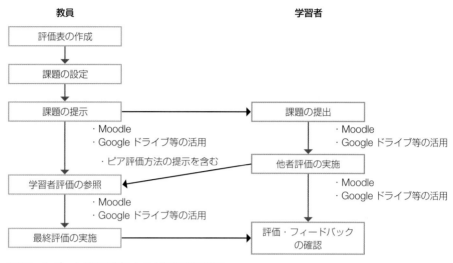

図 55　レポート課題を例としたピア評価の流れ

基準の 3 つを定めて学習目標を明確にするということです。

　レポート課題を例としたピア評価の流れを**図 55** に示します。

▶ ピア評価の注意点

　評価基準を明確にしたら，次は評価の妥当性や信頼性を担保し，ピア評価を機能させなければなりません。それには次に挙げる 3 点が必須となります。

1）ピア評価の目的・意義を学習者に説明する

　ピア評価の目的・意義を十分に説明していないと，学習者に不安を抱かせるどころか，ピア評価が十分機能しなくなるので，丁寧に説明することが必要です。

2）ルーブリックの内容・評価基準を学習者に説明する

　ピア評価の際の評価基準を明確に示すことで，学習者は評価のポイントを学び，課題において重視すべき点を確実に理解することができます。また，教員・学習者間で評価基準の共通認識をもつことで，学習者による評価であっても，妥当性や信頼性は高まります。評価基準・評価観点が明確に提示されることで，課題の成果に対する学習者評価と，教員による評価の相関が高くなる，という報告もあります[5]。

3）ピア評価を練習する機会を設ける

　学習者は他の学習者の学習内容に対する評価に慣れておらず，フィードバックの方法もわからない場合がほとんどです。評価方法やフィードバックの仕方とその内容を具体的に伝える工夫が必要です。また，伝えるだけでなく，評価の練習を実施することも有用です。動画教材などを用いて例示を行い，学習者に評価してもら

い，その評価に対して教員がフィードバックすることで，ピア評価が具体的にイメージできるようになります。

　ピア評価は，繰り返し行うことで慣れていき，安定した評価基準をもって評価することも期待できる，と報告されています[7]。固定観念にとらわれず，学習者同士で評価してもらう習慣を積極的に取り入れることは，教員・学習者ともに成長する機会となります。

リフレクションシートを
しっかり活用

ポイント
▶ 満足度調査になったら意味がない
▶ 質問には必ず応える

　自身の授業が学生に対して効果的だったのかどうか，学生に意図が伝わっているかどうかというのは皆さんも気になるところだと思います。おそらく，多くの人が授業終了時に**リフレクションシート**や別名称のツールで，**学生からのフィードバックを受け取る**ような設計をしていると思います。何かを発展させていきたければ対象者からのフィードバックを受けるのは当然のことですね。

満足度調査になっていないか？

　教員自身も研修などの最後にアンケートと称したリフレクションシートを記載する機会があると思います。そこに，5段階リッカート方式で評価する以下のような質問をしばしば見かけます。
　「研修の内容は理解できましたか？」
　「研修時間は適当でしたか？」
　「研修のこれからの業務に役立ちますか？」
　これはこれで何かの示唆を得ることはできるでしょう。しかし，研修参加者として最低評価をつけるのはあまりにも心苦しいですし，「ちょっとよい点をつけておこうか」と思ってしまわないでしょうか。たぶん学生も同じです。筆者も以前，学生に対して同じようなリフレクションシートを使って，最高の評価をたくさんいただいたことがあります。嬉しい反面，「本当か？」と結果に疑念が生じてしまい，結果を次に活かすことができませんでした。

　満足度に評定をつけてもらうような方式では，本当の授業の成果を知ることはできません。**教員が知りたいのは「私の授業は学生のどのような学びにつながったのか」「私の授業で学生が理解できなかったことは何なのか」ということ**のはずです。最高評価をつけてくれた学生がすべてを学び取ったとはいえないのですから，上記のような問いは不適切です。

▶ 授業時間内に書き込める内容のシートにする

リフレクションシートは，今後の授業改善につながる情報が得られる便利なツールです。同時に，学生自身が意図的に振り返り意味づけし，そこから得られた知見を次に活かしていく思考プロセスをまとめるものでもあります。

しっかりと書いてもらいたければ，**表24**（p.141）の問いが参考となりますが，学生は次の授業があったり，課題があったり，アルバイトがあったりと忙しく，授業終了後では提出してもらえないこともあります。そこで，授業の最後の3分を確保し，その時間内に記入できる設問を記載したリフレクションシートを利用するといいでしょう。設問を記載したWordやExcelのシートを配付しておき，メール等で後日提出してもらうこともできますが，Google Formなどを用いてその場で入力してもらうことをお勧めします。**表29**のようなシートを**Googleスプレッドシートなどで共有し，オンライン上で書き込めるようにしておけば，オンラインでの大福帳**注**にもなります**。手書きよりもしっかり書いてくれることでしょう。

表29 授業ごとのリフレクションシート例

名　前　　　　　　　　　　　　　　

月／日	設問	学生記入欄	教員からのコメント
／	授業でもっとも印象に残ったこと／役に立ちそうなこと		
	授業でわかりにくかったこと／混乱したこと		
	質問／疑問に感じたこと		
／	授業でもっとも印象に残ったこと／役に立ちそうなこと		
	授業でわかりにくかったこと／混乱したこと		
	質問／疑問に感じたこと		
／	授業でもっとも印象に残ったこと／役に立ちそうなこと		
	授業でわかりにくかったこと／混乱したこと		
	質問／疑問に感じたこと		
／	授業でもっとも印象に残ったこと／役に立ちそうなこと		
	授業でわかりにくかったこと／混乱したこと		
	質問／疑問に感じたこと		
	授業でもっとも印象に残ったこと／役に立ちそうなこと		

注：学生に質問や感想などを書いてもらい，教員が返答欄を設けておくことで，学生・教員間のコミュニケーションを図るツールのこと

▶ 理解できなかったことにはしっかりと応える

　具体的な学びを問うリフレクションシートは，自分の学びを省察する機会となるわけですから，学生にとっても書く価値があります。**「理解できたこと」「わからなかったこと」を整理して記述してもらうことが重要です。それには，授業の前に学生に「リフレクションシートを書くことには価値がある」と思ってもらう必要があ**ります。

　リフレクションシートを書く意義を最初に明確に説明しておきましょう。さらに，学生が記載した内容に対する返答をしていくことがより重要です。せっかく書いても教員からの反応がないということが続くと，学生は次第にやる気をなくします。できれば「理解できなかったこと」として書かれたものはすべて取り上げて，返答してあげたいものです。

　そこで有用なのは**質問回答動画の配信**です。Zoom などの Web 会議システムの録画機能を使い，ひとりでミーティングを立ち上げて，カメラに向かって話せば録画できます。そして，ラジオ感覚で学生からの質問を読んで反応を返して，それを配信するのはどうでしょうか。それほど手間もかかりませんし，学生からは「あらためて説明してもらえて理解ができた」「他の学生がどのような質問をしているのか知ることができて興味深かった」といった反応があり，学生との双方向コミュニケーション確立に役立つと思われます。

● 引用・参考文献

1. BS ブルーム，他（著），梶田叡一，渋谷憲一，藤田恵璽（訳）：教育評価法ハンドブック——教科学習の形成的評価と総括的評価．p69，第一法規出版，1973.
2. 政岡祐輝他（編著）：OJT で使える！ 臨床での指導に必要な「教え方」のスキル 13．p124，日総研出版，2020.
3. 平岡斉士：チェックリストでチェックできるかをチェックリストでチェックしよう．日本教育工学会第 34 回全国大会発表論文集，pp321-322，2018.
4. 中原淳：はじめてのリーダーのための実践！フィードバック——耳の痛いことを伝えて部下と職場を立て直す「全技術」．PHP 研究所，2017.
5. Lundstrom B, Baker W : To give is better than to receive ; The benefits of peer review to the reviewer's own writing. J Second Lang Writ 8(1) : 30-43, 2009.
6. Falchikov N, Goldfinch J : Student peer assessment in higher education : A meta-analysis comparing peer and teacher marks. Rev Educ Res **70**(3) : 287-322, 2000.
7. 安原智久，小西元美，西田貴博，他：チーム基盤型学習（Team-based Learning：TBL）とピア評価がもたらす実践型化学教育．薬学雑誌 **134**(2) : 185-194，2014.

これさえあればもう安心
オンライン授業お助けセット

これだけ押さえるPC操作

▶ 基礎操作

● ショートカット・キー

　パソコンはマウスでクリックすることで，さまざまなことが実行できるように
なっていますが，［右クリック］→［メニューから実行項目をクリック］という操作
も，積み重なればそれなりの時間になります。そこで役立つのが，キーボードの組
み合わせで操作できるショートカット・キーです。一度覚えると作業効率を上げる
ことができます。覚えておくと便利なショートカット・キーを以下にご紹介します。

Ctrl＋A	すべて選択	Ctrl＋C	コピー
Ctrl＋Z	元に戻す	Ctrl＋X	切り取り
Ctrl＋S	保存	Ctrl＋V	貼り付け

※Macの場合は，Ctrlをcommandに置き換える

● PDF形式への変換

　Windowsで作成した文書データを，Macやスマホアプリで開くと体裁が崩れる
ことがありますが，そんな時に役立つのがPDFです。PDFは，どのシステムや端
末で開いても体裁が崩すことなく閲覧することが可能なファイル形式です。通常の
文書ファイルやプレゼンテーションファイルに比べ，PDF形式で保存するとファ
イルサイズが小さくなりメールで送付しやすく，専用アプリを使用しないと編集が
できない配付資料として用いやすいのが特徴です。

● ハイパーリンクを設定する

　ハイパーリンクとは，リンクという名の通り「連動」で，任意の文字/図形等に
リンクを設定することで，クリックすると同じデータ内の指定箇所に移動したり，
他のデータを起動させたり，Webページにジャンプするようにできます。設定し
たハイパーリンクは，PDFに変換してもそのまま引き継がれます。

ハイパーリンク
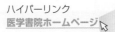

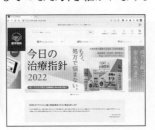

● 書式のコピー/貼り付け

　文書作成，表計算，プレゼンテーションソフトには，同じ書式を他にも反映させることができる機能があります。これを使うことで，文字フォントやサイズ，強調・飾り文字，見出し設定など，1つひとつ設置するといった作業をなくすことができます。

 アプリの基本的知識・操作

　見やすい配付資料の作成，作業の効率化を図るために，代表的なアプリの操作をいくつかご紹介します。

● 文書作成ソフト（主に Word）
　行間設定
　見出し・目次設定，ページ番号設定
　区切り
　ヘッダー
　段落番号や行頭文字と文字の位置揃え

● 表計算ソフト（Excel）
　連続値の自動入力（オートフィル）
　セル内での改行
　フィルタリングとソート
　セルの表示設定・書式設定
　押さえておくとよい Excel のショートカット・キー
　表示行列の固定
　覚えておくと便利な関数，入力ロック
　セル入力方法の設定（ドロップダウンリスト）

● プレゼンテーションソフト（主に PowerPoint）
　位置揃え・整列
　画像編集（順序・トリミング・背景削除）
　マスタ表示設定
　スライドへの音声録音，動画への書き出し

● Web 会議システム・チャットツール
　スケジュールによるミーティングの設定（待機室，投票，パス）
　ブレイクアウトルーム作成方法

● Google フォームの活用
　アンケートのつくり方
　テストのつくり方

もっと早く知りたかった
オススメアプリ, Webサイト

　　利用規約は各種ホームページの記載を必ず確認して使用してください。今回紹介しているアプリやWebサイトは，たくさんあるなかの一部です。無料や安価で利用できるアプリ，サイトを紹介していますので，読者の皆さんが自分に合ったものを探すきっかけにしていただければ幸いです。アプリやサイトによってはご利用いただけない場合がありますがご了承ください。

● プレゼンテーションの見栄えをよくするデザインツール

Canva　https://www.canva.com/ja_jp/presentations/templates/
　プレゼンテーション資料等に使えるテンプレートを取り扱っているアプリ

● スライドに使えるワンポイント画像・イラスト集

ICOOON MONO　https://icooon-mono.com/
　モノトーンのアイコン素材が揃っているサイト

Pixabay　https://pixabay.com/ja/
　多くのクリエーターの写真やイラストなどを取り扱っているサイト

Freepik　https://jp.freepik.com/
　用途に応じたさまざまな高品質な画像を取り扱っているサイト

● スライドの配色に迷った時に使えるカラーパレット

Adobe Color CC　https://color.adobe.com/ja/create/color-wheel
　カラーバリエーションを簡単に試したり，類似色や補色などのカラールールを
　決めるだけでさまざまな組み合わせのカラーパレットを作成してくれるサイト

● 編集操作が簡単な動画作成ツール

iMovie　https://www.apple.com/jp/imovie/
　初心者でも高度な機能を簡単に利用できるiPhoneやMacなどのApple製品で
　使用できる動画編集アプリ。

filmora　https://filmora.wondershare.co.jp/ads/filmora-video-editor-software/
　初心者でも直感で編集等の操作できる動画編集アプリ

● アイデアや意見を共有できるオンラインホワイトボード

Jamboard　https://jamboard.google.com/
Google社が提供している電子ホワイトボードで，図を書いたり，付箋を貼ったりすることができるアプリ

Miro　https://miro.com/ja/online-whiteboard/
さまざまなテンプレートが用意されているオンラインホワイトボードアプリ

● 考えたことやアイデアを書き留めていくノートアプリ

GoodNotes 5　https://www.goodnotes.com/
iPad・iPhone用の電子ノート作成アプリ
メモやToDoリストを作成したり，PDFやWord，PowerPointのドキュメントを読み込んで注釈を付けたりできる

● リアルタイムに結果が見れ，集計データも出力できるオンラインアンケート

Mentimeter　https://www.mentimeter.com/
投票やアンケート，小テストを実施し，リアルタイムで結果を見ることができるアプリ

Slido　https://www.sli.do/jp
投票・アンケート，小テストなどに加え，Q＆Aなどの双方向コミュニケーションが可能なアプリ

● スマホから簡単にWebにアクセスしてもらうためのQRコード作成

QRのススメ　https://qr.quel.jp/
さまざまなタイプ・デザインのQRコードが作成できるサイト

● 直感的に作成できるゲーム作成アプリ

ティラノビルダー　https://b.tyrano.jp/
選択肢によって状況を変えていくようなゲーム調の教材がつくれるアプリ

おわりに

　現在，教育においてデジタルトランスフォーメーション（DX）が求められており，それは看護教育においても同様です。ただし教育においても，アナログで行っていた内容をただデジタルに置き換えることがDXではありません。ITを活用した教育を行うにあたって，学習支援や教務の在り方の変革を起こすことこそがDXなのです。

　COVID-19の感染拡大の影響を受け，「学びを止めない」手段としてオンライン教育を導入した施設が多いかと思いますが，本書を読んでいただき，オンラインやITツールが看護教育にとって一手段として以上に有用であることを感じていただければ幸いです。オンライン教育を一時的な導入に留めることなく，オンライン・IT活用の導入を機に，教務の効率化や個別最適な教育の提供，深い学びの実現を目指していくことが，看護の質の向上にもつながっていくと考えています。

　教育の設計も学習者の特徴も変化していき，技術の進歩により日々利用できる資源も変わりゆくため，常に変化が求められます。この変化の対応において不可欠なのが，システム的アプローチとリフレクションです。システム的なアプローチでは，学習目標の明確化と評価方法の設定が欠かせませんが，私たちは学習方法にのみ注力しがちです。どこへいくのか（学習目標），どのように到達したと判断するのか（評価方法）が定まっていなければ，学習効果を伴わない改善になってしまう恐れもあります。学習方法の検討だけでなく，学習目標の明確化や評価方法の設定に十分な時間を割き，学習目標・評価方法・学習方法の整合性を図りながら教育改善が行われることを願っています。また，授業・研修を実施・評価し，改善を図る過程においては，時に自分自身の価値観や前提としている枠組みに対するリフレクションが必要となります。所属している教育機関・施設，さらには看護教育という枠を越えて，他のさまざまな分野でどのような取り組みがなされているのか見聞きするなどして，新たな気づきを得る機会を積極的にもつようにしてみてください。

　本書の出版のきっかけをつくっていただき，綿密で丁寧なご指摘をいただきました大野学氏はじめ医学書院担当者に，心より感謝申し上げます。

著者を代表して　政 岡 祐 輝

著者紹介

政岡祐輝
国立循環器病研究センター医療情報部医療情報運用管理室 室長
兼教育推進部 副看護師長
2007年国立循環器病研究センターICUに配属され，2014年に集中ケア認定看護師資格取得。看護部副看護師長を経て現職。臨床の傍ら，同年より熊本大学大学院社会文化科学研究科教授システム学専攻にて「教え方」について学び，2017年3月に修士課程修了。現在，同大学院博士後期課程在籍中。

北別府孝輔
岡山大学保健学域基礎看護学 助教
/倉敷中央病院　急性・重症患者看護専門看護師，特定行為実践看護師
2004年倉敷中央病院 CCUへ配属。その後，ICU勤務を経て2012年に大阪府立大学看護学研究科急性看護学分野博士前期課程修了。2013年より急性・重症患者看護専門看護師として活動。看護師特定行為研修20行為（11区分20行為）修了。2022年10月より岡山大学勤務。

山田修平
東京医療保健大学和歌山看護学部成人看護学領域 助教
2006年NTT東日本札幌病院手術センターに配属。その後，循環器内科・呼吸器内科病棟，平成会病院P-ICU病棟での勤務を経て2019年に札幌市立大学博士前期課程修了。2017年より北海道科学大学勤務。2022年より現職。

池辺　諒
株式会社Medi-LX　代表取締役
2009年大阪府立病院機構大阪母子医療センター入職。手術室を経て2013年よりPICU配属。2017年救急看護認定看護師資格取得。臨床に従事しながら，星槎大学大学院教育実践研究科にて「臨床における教育」を学び，2020年同大学院の専門職学位課程を修了。

索引

167